U0379639

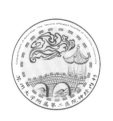

抑郁症的防与治

YIYUZHENG DE FANGYUZHI

罗蔚锋　胡 华◎主编

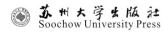

苏州大学出版社
Soochow University Press

图书在版编目(CIP)数据

抑郁症的防与治/罗蔚锋,胡华主编. —苏州:
苏州大学出版社,2020.9(2021.12重印)
ISBN 978-7-5672-3154-2

Ⅰ.①抑… Ⅱ.①罗… ②胡… Ⅲ.①抑郁症－防治
Ⅳ.①R749.4

中国版本图书馆 CIP 数据核字(2020)第 097840 号

书　　名:抑郁症的防与治

主　　编:罗蔚锋　胡　华

策　　划:刘　海

责任编辑:刘　海

装帧设计:刘　俊

出版发行:苏州大学出版社(Soochow University Press)

出 品 人:盛惠良

社　　址:苏州市十梓街 1 号　邮编:215006

印　　刷:苏州工业园区美柯乐制版印务有限责任公司

网　　址:www.sudapress.com

E - mail:Liuwang@ suda.edu.cn　　QQ:64826224

邮购热线:0512-67480030

销售热线:0512-65225020

开　　本:700 mm×1 000 mm　1/16　印张:12.5　字数:130 千

版　　次:2020 年 9 月第 1 版

印　　次:2021 年12月第 2 次印刷

书　　号:ISBN 978-7-5672-3154-2

定　　价:49.00 元

内 容 简 介

  世界卫生组织 2018 年数据显示，抑郁症在全球约有 3.5 亿名患者，我国约有 1.3 亿。与其他慢性疾病相比较，抑郁症的就诊率和治疗率均低，不到 10%，给患者及其家庭以及社会带来很大的困扰。

  另外，抑郁症的治疗需要患者及其亲朋好友包括家属的密切配合，才能取得理想的疗效，使绝大多数患者能够回归正常的工作，正常地参与家庭和社会生活。

  本书以通俗易懂的语言主要介绍抑郁症的相关概念、发病机制、临床表现、常用的治疗方法及药物，神经内科常见疾病如脑血管病、帕金森病、慢性偏头痛等合并抑郁症的特点，以及近年应用 A 型肉毒毒素治疗抑郁症的新进展。

包仕尧 主任医师、教授（二级）、博士生导师。日本国立循环器病中心脑血管部门访问学者。江苏省普通高校优秀学科带头人、苏州市名医（苏州市人民政府授予）、苏州医学院优秀教师。享受国务院政府特殊津贴。

曾任或现任：苏州大学附属第二医院院长、神经内科主任，苏州医学院神经科学研究所所长。《中华脑血管疾病杂志》总主编、名誉总主编；《中国临床神经科学》副主编、顾问；《临床神经病学杂志》常务编委；《中国血液流变学杂志》副主编、顾问；*Journal of Neuroimaging USA* 编委；《药物进展杂志》编委；《国外医学脑血管病分册》常务编委、顾问。华东六省神经科学协作委员会委员；江苏省医学会神经病学分会副主任委员；江苏省医学会理事；江苏省医院管理学会常务理事；中国新药评审专家；国家自然科学基金资助课题评审专家；教育部评审专家。发表论文 300 余篇。个人国家专利 2 项：清脑片、苏脑片；荣获省部级科技进步二等奖 3 项、三等奖 6 项；市厅级一等奖 2 项、二等奖 2 项、三等奖 4 项、四等奖 2 项。

刘春风 主任医师、教授、博士生导师，苏州大学神经科学研究所所长、苏州大学附属第二医院神经内科主任。享受国务院政府特殊津贴。

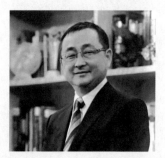

江苏省"333"跨世纪学科带头人、第二层次培养对象，江苏省六大高峰人才，荣获"江苏省优秀

科技工作者"等多项荣誉。中华医学会神经病学分会委员、帕金森病及运动障碍病学组副组长，中国卒中学会理事，中国睡眠研究会睡眠障碍专业委员会主任委员，江苏省医学会神经病学分会主任委员。《国际脑血管病杂志》《中国临床神经科学》副主编，《中华神经科杂志》《中华医学杂志》（英文版）等杂志编委。发表论文 170 余篇，其中 SCI 论文 108 篇，出版专著 4部。主持国家重点研发计划项目 1 项、国家自然基金 5 项、省部级课题 9 项。荣获省部级科技进步奖 10 余项。

罗蔚锋 主任医师、教授、博士生导师，江苏省神经病学医学重点学科、江苏省临床重点专科苏州大学附属第二医院神经内科副主任、神经内科相关优势学科负责人、学科带头人。中国生物兰州生物苏州大学附属第二医院联合研究室主任、哈佛大学医学院麻省总医院访问学者、江苏省六大高峰人才、教育部学位中心评审专家、国家自然科学基金同行评议专家。

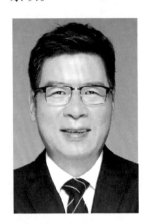

中国医师协会神经内科分会帕金森病及运动障碍疾病专业委员会委员、中国神经科学神经毒素分会委员、中国老年保健协会脑保健专业委员会常务委员、江苏省医学会神经病学分会委员、江苏省帕金森病及运动障碍疾病学组副组长、江苏省研究型医院学会帕金森病及运动障碍疾病专业委员会常务委员、苏州市运动障碍、认知障碍学组组长。

主持国家自然基金、江苏省自然基金、江苏省"六大高峰人才"项目、江苏省高校自然基金、苏州市、苏州大学等各级课题 18 项，参与国家重点研发计划重点专项 4 项，国家自然基金、USAMRAA、Michael J. Fox Foundation、江苏省高校自然基金、卫生部部级课题各 1 项。在 *Journal of Neurochemistry*、*Brain Research*、《中华医学杂志》《中华神经科杂志》等国内外专业期刊上发表论文百余篇。获中华医学、省、部级，苏州市、苏州大学科学技术进步奖 12 次，新技术引进奖 8 次。培养博士、硕士研究生 78 名，其中 3 名荣获苏州大学硕士优秀毕业论文，2 名荣获江苏省硕士优秀毕业论文。

胡 华 医学博士，副主任医师，副教授，硕士生导师，擅长抑郁障碍、焦虑障碍、睡眠障碍等疾病的诊断与治疗；在记忆障碍、痴呆等疾病方面有较为丰富的临床经验；在认知功能、情绪等相关量表评估方面接受过一致性培训。

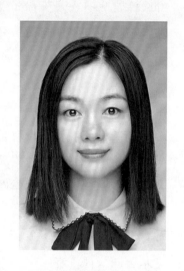

现任中华医学会心身医学分会联络会诊心身医学专业学组委员；中华医学会行为医学分会青年委员；江苏省卒中学会认知和精神障碍专业委员会委员；江苏省医学会心身与行为医学会委员；江苏省医师协会老年医学科医师分会委员；江苏省医师协会心身医学专业委员会委员；苏州市医学会心身医学专业委员会委员；苏州市医学会神经病学专业委员会认知障碍与神经心理学组副组长；苏州市医学会老年医学专业委员会老年认知障碍防治与管理学组组长。

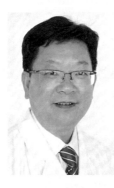 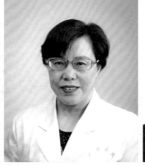 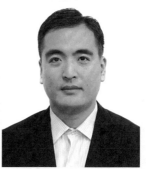

赵 中　　　　　蒋彩霞　　　　　刘 通

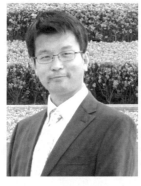 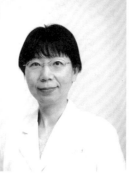

曹 聪　　　　　汤 臻

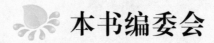 **本书编委会**

李　凯　苏州大学附属第二医院

李　娇　苏州大学附属第二医院

汪东兴　苏州大学附属第二医院

张冰玉　苏州大学附属第二医院

张艳林　苏州大学附属第二医院

张琪林　苏州大学附属第二医院

陈仪婷　苏州大学附属第二医院

武文琦　苏州大学附属第二医院

范宇欣　昆山市第三人民医院

罗蔚锋　苏州大学附属第二医院

周旭平　苏州大学附属第二医院

赵　中　南京医科大学附属苏州医院

胡　吉　苏州大学附属第二医院

胡　华　苏州大学附属第二医院

胡丽芳　苏州大学神经科学研究所

柳艳松　苏州大学附属广济医院

徐莹莹　苏州大学附属第二医院

郭雪艳　南京中医药大学附属第二医院

曹　聪　苏州大学神经科学研究所

黄婷婷　常州市武进人民医院

彭小妍　宿迁市第一人民医院

蒋彩霞　苏州大学附属广济医院

程　丰　苏州大学附属第二医院

编写秘书　李　娇

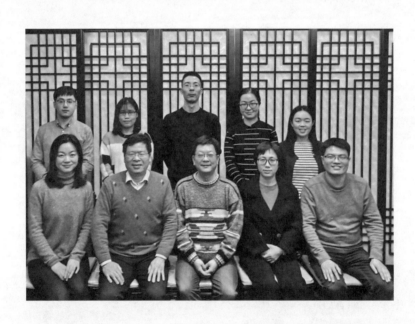

编委会部分成员合影（前排左一胡华、左二罗蔚锋、左三赵中、左四张艳林；后排左三李凯、左四徐莹莹、左五李娇）

序 言 一

"抑郁"这个词已经存在了很多个世纪，抑郁障碍是一种困扰人们最大、患者数量最多的精神疾病。由于社会对抑郁症的认识和理解不足，很多抑郁障碍患者没有得到早期识别和有效治疗。

抑郁障碍也被称为"心灵感冒"，这是一种多发病、常见病，目前已成为世界第四大疾病，约有15%的人在他们一生中的某个时期表现过相当严重的而且是需要治疗的抑郁障碍，患者体验了悲伤、痛苦、沮丧，甚至绝望，这些情绪的蔓延导致患者工作、学习和生活能力的下降，给家庭和社会带来了沉重的负担。

躯体疾病与抑郁障碍的关系已引起了医学家的广泛关注，尤其是一些严重的神经系统疾病，如脑梗死、帕金森病和老年痴呆等疾病常引发抑郁障碍，不仅造成患者原发性疾病的加重，还由于患者的消极情绪导致治疗与康复的失败，增加了这些疾病的病死率。而目前在综合性医院，由于医生对抑郁障碍的识别率和治疗率不高，大量的躯体疾病患者躯体疾病共病的焦虑和抑郁情绪没有得到有效的治疗。此外，还有一些抑郁障

1

碍的病人由于躯体化的症状，反复辗转于各大医院的神经科内科、消化科、心内科、中医科来治疗全身的躯体化症状，可是反复检查并没有阳性发现。由于综合性医院的不少医生对抑郁障碍缺乏足够的认识，没有对这些病人进行及时转诊，这些病人因而没有得到及时的诊断和有效的治疗，处于痛苦纠结之中而不能自拔，因此在综合性医院普及抑郁障碍的知识迫在眉睫，如何在综合性医院临床各科和精神心理科之间搭建一个沟通的桥梁，是许多临床医生面临的重大问题。

蓬勃发展的心身医学使得传统的精神病学受到了挑战。心身医学在其内涵和外延上比传统精神病学更广泛，在它的支持下，综合性医院抑郁障碍患者的诊断率和治疗率有了很大的提高。当前，我国的心身医学发展还很薄弱，也不均衡。鉴于此，本书编委会编写了这本融专业性、科普性于一体，内容广泛整合的抑郁障碍诊疗图书。

本书编者在临床繁忙工作之余花费大量心血完成了书稿，拜读后我更喜欢这本书了，它信息客观，既有国外先进的服务模式和做法，也有国内一些专家在临床上探索出的经验，内容丰富，科学实用。更让我感动的是，几位临床医生出于兴趣和对患者的热爱，长期探讨在综合性医院诊断和治疗抑郁障碍，阅读文献之多，收集的资料之广，所做的工作之多，令人赞叹。他们写作此书的出发点是分享自己的临床经验和相关知识，帮助综合性医院的医生和患者家属提高抑郁障碍的识别率和治疗率，这是最难能可贵的。

希望这本书能够对综合性医院的医生和患者家属有所帮助，能提高对抑郁障碍的识别率和治疗率。

希望这本书能够让冰山浮起、让冰山融化，为患者点亮温暖的心灯。

天晴了，阳光总在风雨后。

吴爱勤

2020 年 2 月 8 日

（作者系苏州大学附属第一医院精神心理科医生、中华医学会心身医学分会主任委员）

序　言　二

抑郁的目的在于迫使你停下来弄清楚自己是谁，将走向何方。它要求你给自己定位，这虽然痛苦，却是产生转变的驱动力。

——吉尔伯特（Paul Gilbert）

漫漫黑夜，许多人深陷在与抑郁的纠缠和挣扎之中，有人孤独，有人痛苦，也有人最终筋疲力尽，走向死亡。近些年来，抑郁症造成的惨痛悲剧频繁地出现在大众视野中，几位赫赫有名的韩国女明星因抑郁而自杀的新闻更是把抑郁症推向了舆论的风口浪尖，一时间，关于这些事件的讨论遍布了整个互联网。很多网友表示无法理解：为什么平日里看上去活泼开朗甚至可以称得上阳光的女孩会选择用自杀这种充满黑色、压抑的方式来结束自己风华正茂的生命？有人惋惜，有人愕然，但更多的人是不解。这些不解背后的真正原因是人们对抑郁症的认识过于狭隘：在很多人的认知里，抑郁症是一种无病呻吟的"矫情病"。正是这些对抑郁症的误解，使得许多抑郁症患者选择逃避来掩饰自己的情绪异常，他（她）们的病情总是很好地被隐藏起来，等到被人发觉之时，往往已经是覆水难收。

根据世界卫生组织统计的数据，当前全球已有超过 3.5 亿的人饱受抑郁症的痛苦，抑郁症已然成为世界各地民众致残的首要因素，并且抑郁症在严重时可引起自杀行为。而我国抑郁症的患病率也已高达 4.2%，仅仅在 2005 年至 2015 年，我国抑郁症患者的数量就增加了 18.4%。这些触目惊心的数字无一不警示我们要加强对抑郁症的重视，只有正确认识了抑郁症的防与治，才能在面对抑郁症时用正确的心态对待它，与抑郁握手言和。

抑郁症需要专业的诊断与治疗。大众对抑郁多未形成正确的认识，无法准确区分抑郁情绪、抑郁状态和抑郁症，有的人甚至仅仅凭借几份来路不明的网络问卷就对自己的心理状况做出判断，导致部分持有抑郁情绪者无限放大自己的感受，终日惶惶不安；而部分患有抑郁症者病耻感严重，极力掩饰自己的情绪异常，拒绝到医院就诊，最终延误了治疗……

对抑郁症的不正确认识所导致的悲剧每时每刻都在这个世界上发生，苏州大学附属第二医院的罗蔚锋教授和胡华博士主编的这本《抑郁症的防与治》正是出于对这种现状的痛惜，在对抑郁症的评估、治疗以及多种疾病合并抑郁症进行详细探讨的基础上，从科学、专业的角度出发，引导大家理性地认识和了解抑郁症的症状、诊断、治疗手段及应对措施。

我们揭开抑郁症的神秘面纱，不仅是为了支持和帮助那些比普通人群更需要理解和关注的抑郁症患者群体，使他们更有勇气直面抑郁，摆脱抑郁；更是为了帮助广大读者朋友练就一双能够明察秋毫的慧眼，及时地识别自己的心理健康状况，在出现抑郁的苗头时能够很好地应对，及时寻求专业的诊断与治疗，避免延误所造成的严重后果。因此，我们真诚地希望读者朋友们能够通过对此书的阅读，增加抑郁症的相关知识，勇敢地直面抑郁，即使在苦痛中，也能走向成长！

袁勇贵

2020 年 2 月 4 日

（作者系东南大学附属中大医院心理精神科医生、中华医学会心身医学分会候任主任委员）

序 言 三

　　根据世界卫生组织的统计数据，目前抑郁症在全球约有3.5亿的患者，我们国家有1.3亿。抑郁症已是全球导致残疾的第二大原因，它使患者的生活质量显著降低。在加拿大，抑郁症造成的疾病负担已超过乳腺癌、结直肠癌、肺癌和前列腺癌疾病负担的总和。

　　社会因素与抑郁症之间的关系较为复杂。多种因素均可能导致抑郁症的发生发展，罹患抑郁症的高危因素包括抑郁症病史、家族史、社会心理不良事件、慢性躯体疾病（尤其是心血管疾病、糖尿病及其他神经系统疾病）、体内激素水平不稳定（如围产期）等。

　　医生的职责不仅在于治疗已有疾病，更在于疾病相关知识、预防措施的普及和宣传教育。我国知名帕金森病专家罗蔚锋主任医师、神经心理博士胡华副主任医师主编的《抑郁症的防与治》一书，以通俗易懂的语言主要介绍了抑郁症的病因、发病机制、临床表现及治疗。不但高年级的医学生、研究生及低年资的医生读后会有所收获，广大的患者及其亲朋好友包括家属读后亦会受益匪浅：患者遵守医嘱的比例会有很大提高，

患者与亲朋好友包括家属的相处会更加和谐，也将更有助于患者的早日康复，回归正常的工作、学习。

陈兴时

2020 年 2 月 6 日

（作者系苏州大学附属广济医院医生、《中华医学杂志》编委、上海交通大学附属精神卫生中心医生）

序 言 四

作为一名神经内科医生，我在临床上工作已30年，无论是在普通门诊，还是在专家门诊、特需门诊，我都遇到为数不少的抑郁症患者前来就诊。有相当多的患者往往以睡眠障碍、头痛、头昏等症状前来就医，最终被诊断为抑郁障碍，还有部分患者却不愿接受这一诊断。曾经有位患者在好几家二级医院、三级医院多次反复就诊，来到我的门诊时，拎了一大袋的头部、腹部及颈、胸、腰椎XCT、MRI片和胃镜、肠镜等的检查报告，患者自己也说已花了近10万元，可是病还没看好。我予以艾司西酞普兰等，规范治疗3年治愈。

抑郁障碍的发病与遗传因素、工作压力、人际关系、负性事件等密切相关。对于抑郁障碍遗传因素，临床上主要处于研究阶段，而对于工作压力、人际关系、负性事件等，只要我们认真对待，有不少非常有用的应对方法。

抑郁障碍的治疗方法主要是综合性治疗，包括药物性治疗和非药物性治疗。不同的患者，即使是同一患者，处于疾病的不同阶段，选择的治疗侧重点亦有区别。

对于抑郁障碍的治疗，医患相互尊重、结成联盟尤其重要。在治病过程中，不仅仅是医生，患者也是积极主动的，是有贡献的。患者的密切配合、对医生的信任非常重要，双方是优势互补，共同决策。

本书以科普为主，同时包含有相关的专业知识，以及这一领域研究的最新进展。不但适合于一般读者，更适合于抑郁障碍的高发职业人群、患者及其亲朋好友包括家属、医学生、医务人员阅读。

在本书的编写过程中，苏州大学附属第二医院神经内科、中国生物·兰州生物·苏大附二院联合研究室、苏州大学附属第二医院肉毒毒素治疗中心给予了大力的支持与帮助，特此鸣谢！

罗蔚锋

2020 年 3 月 1 日

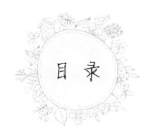

目 录

第一章　认识抑郁障碍、
抑郁状态和抑郁症

自人类诞生之日起，抑郁症就伴随着我们，亚里士多德、拿破仑、丘吉尔、林肯、张国荣等都曾遭受抑郁症的困扰。据世界卫生组织统计，目前全球约有 3.5 亿人患有不同程度的抑郁症，每年有超过 100 万人因抑郁症而自杀，其中 90% 没有寻求过专业的帮助，甚至不了解自己究竟是怎么了。2014 年《自然》杂志上发布的流行病学数据显示，我国的抑郁症患病率为 3.02%。抑郁症已经成为我国疾病负担排名第二的疾病，在各类精神心理疾病总负担排名中高居首位，预计到 2030 年，抑郁症将成为我国疾病负担位居第一的疾病。

 一、什么是抑郁？

对抑郁症的认识和了解经历了一个漫长而复杂的探索过程。在史前时代，精神疾病被看作是超自然力量对人类精神的干涉，因此一些部落为了驱除使族人精神失常的"邪恶力量"，会以各种方式对患者进行"驱魔"。在古埃及时代，精神疾病

1

曾被认为是破产或身份地位下降所致，当时的埃及人曾尝试使用梦境的解释来发现疾病的缘由，这时的埃及也是人类历史上第一个将精神健康看护作为医务工作重要组成部分的社会。在古希腊和古罗马时代，医学家希波克拉底（Hippocrates）曾认为人格受四种体液的影响——黏液、黄胆汁、黑胆汁与血液，认为忧郁就是黑胆汁过多造成的，黑胆汁越多，忧郁也就会越严重。他摒弃了当时流行的传统祷告医治方法，提出通过服用曼陀罗花来达到平衡体液，从而开创了药物治疗抑郁症的先河。19世纪末，德国精神科医生克雷丕林（Kraepelin）提出了躁狂-抑郁性精神病的概念。1920年，德国的另外一名精神科医生施耐德（Schneider）提出了内源性抑郁症和反应性抑郁症的概念。然而，直到1980年DSM-Ⅲ标准和ICD-10标准中运用了"Major Depressive Disorder"这一概念，"抑郁症"这一概念才被广泛应用和接受。

抑郁症是一种超越地域和国界以及年代的精神疾病，我国古代就已有人使用"忧郁"这个词来描述人的心境。例如，战国时期的管仲认为"暴傲生怨，忧郁生疾，疾困乃死"。在古代医学典籍中，"郁"字有三种解释：一指郁塞状态；二指患者体内精气血气不畅通或者亏损的病理；三指七情六欲得不到抒发，造成情志失调。现代中医也主要将上述三点作为治疗原理。中医认为抑郁可辨证为四种致病因素：情感所伤，可使肝失调、气郁不舒，郁而化火，火性上延，而扰动心神，神不得安则人不寐；体虚久病，身体虚弱，肾阴耗伤，不能引水于心，水火不济，心肾不支而使神志不宁，因而不寐；劳倦思虑太过伤及心脾，伤于心则血暗耗，伤于脾则纳少，二者导致血亏虚，不能营养于心，心所失养，则心神不安，夜不能寐；饮食不节，过食少食，使肠胃受伤，胃气不和，表现为卧不得安、夜不能寐。我国延续两千多年的传统中医对抑郁症特有的理论阐述，为全面认识抑郁症提供了独特的视角。

抑郁症（Depressive Disorder）又称"抑郁障碍"，是一种常见的以抑郁情绪为主的心境障碍或情感障碍，其核心症状，即"三低"症状，表现为情绪低落、思维迟缓、意志行为减退等心理症状。思维迟缓会让抑郁症患者感觉自己脑子变慢、变空，很多事情都无法正常思考，感到无助和无望。意志活动的减退会让抑郁症患者食不知味，夜不能寐，对所有的事情都提不起兴趣，对生活失去兴趣。认知功能的损害更是让抑郁症患者思维变得狭隘，爱钻牛角尖，觉得自己一无是处，还处处连累别人。抑郁症患者通常会觉得自己是一个无用的人，没有人会喜欢。抑郁症的可怕之处就在于患者通常没有能力应对这些不好的感受和想法，因为这些症状均不是客观事实，而是主观感受。情绪低落、兴趣丧失、精力减退、自我评价过低、思考能力下降、睡眠障碍等就是抑郁症的症状。抑郁症患者通常会把在这些症状中产生的消极想法坚信为事实，从而产生要"解脱"的想法。

目前，抑郁症的发病机制尚不清楚，大量研究资料提示遗传因素、生物学因素和心理社会因素对其有明显影响。抑郁障碍发病的危险因素涉及生物、心理、社会等多个方面，成年女性罹患抑郁症的比例高于男性，男女比例约为 1：2。儿童期不良经历，具有较为明显的焦虑、强迫、冲动等人格特质的个体易发生抑郁障碍。不利的社会环境明显影响抑郁障碍的发生，而躯体疾病特别是慢性疾病常是抑郁障碍发生的重要危险因素。此外，应激性生活事件，尤其是负性生活事件，如丧偶、离婚、婚姻不和谐、失业、家庭成员病故等，是抑郁障碍重要的诱发因素。抑郁症早期症状较为隐匿，加之部分患者的社会病耻感严重，明知自己存在情绪异常，但由于病耻感作祟，不仅不愿被人知道，而且还不及时到医院就诊，导致部分程度轻的患者因就诊不及时，从而延误治疗。即使有些患者已经就诊，但由于忌讳戴上抑郁症的帽子，于是极力把自己的症状轻描淡写，向医师介绍无关紧要的问题，而隐藏核心症状；也有患者及其家人担心暴露自己的隐私，甚至因此拒绝到精神专科医院就诊、治疗，从而影响治疗甚至缺乏治疗，导致严重的不良后果。

 二、怎样辨别抑郁情绪、抑郁状态和抑郁症？

有人会问：平时遇到一些不顺心的事，比如心中生出不快，出现消极的情绪，是抑郁症吗？如果这种情绪只是短暂的、即时的，不是持续很久的，就不是抑郁症了，因为这种抑郁情绪不会影响到生理健康。适当的消极情绪还有益于人体健康，一个总是处在兴奋和狂欢状态的人，其精神状态也是不健康的。抑郁的情绪是人们在面对事件刺激时的消极反应，通常基于一定的客观事物而产生，事出有因，持续时间相对短暂，一般不应超过 2 周，人们通过自我调适，充分发挥自我心理防卫功能，完全可以恢复心理平稳。

然而，抑郁症患者的抑郁症状每次发作时间至少持续 2 周以上，长者甚或数年，多数病例具有反复发作的倾向，每次发作后大多数患者可以缓解，部分可有残留症状或转为慢性。

事实上，在普通人群中有 20%～30% 的人处于抑郁状态，即介于"抑郁症"和"抑郁情绪"之间的情绪状态。这不只是心理范畴的事情，而是已经进入了病理范畴。"抑郁状态"是一种疾病状态，其基本表现和抑郁情绪类似，但程度要严重得多，往往伴有明显的生物性症状和精神病性症状，同时体重、食欲和性欲下降，全身多处出现功能性不适症状。它可能事出有因，也有可能并无客观的精神应激的条件；是一种持久的心境低落状态，多伴有焦虑、躯体不适感和睡眠障碍，属情感性障碍的一个方面，通常具有较强的隐蔽性，处在抑郁状态的人在外在行为表现和躯体内部的生理方面都会发生变化。它的症状持续存在，通常超过一个月，甚至持续数月或半年以上，不经治疗难以自行缓解。当事人不仅仅"心里难受"，其社会功能，包括工作、学习和生活也会受到不同程度的影响。抑郁状态具有部分抑郁症的特征，但尚未达到抑郁症诊断标准或病程标准，所以不能诊断为抑郁症。但存在抑郁状态的人群同样会

因抑郁症状而降低生活质量，影响社会功能，如不及时调整或干预，极易加重而导致抑郁症。

抑郁障碍很少单独存在，往往与焦虑障碍、精神活性物质使用障碍、人格障碍和冲动控制障碍等共病。同时，一些躯体疾病患者发生抑郁的概率明显升高，如：卒中后抑郁的发生率为6%～79%；帕金森病患者合并抑郁的比例高达40%～50%，甚至在疾病早期患者会以情绪低落、兴趣下降等抑郁状态的表现就诊；6%～50%的癫痫患者共病抑郁障碍；20%～40%的肿瘤患者共病抑郁障碍。另外，自杀是抑郁症最严重的后果之一，无论是在媒体上还是在现实生活中，时常会有一些人因抑郁症而自杀的消息，这些自杀者中不乏名人。然而，我国抑郁症的就诊率不足10%，大部分患者尚无法得到及时的诊断和治疗。

抑郁症是一种严重的疾病，随着影像技术的不断发展，抑郁症患者的脑部扫描能显示出疾病的生物学证据，在神经间传输信号的关键脑区及神经递质也表现出失衡的状态，功能影像研究提示，抑郁症患者最显著的脑区变化涉及内侧前额叶皮质、扣带回前部、杏仁核、海马、丘脑与下丘脑等脑区，所以患有抑郁症的人并不是主观上想懒惰或自怨自艾，他们表现出来的情绪低落、兴趣下降并不受意志控制，他们也无法用"自知力"赶走抑郁。和其他疾病一样，抑郁症必须通过正确的治疗才可以得到缓解，所以一旦确诊抑郁症就必须进行规范化的诊疗，这需要医生、患者及其家属乃至全社会的共同配合，还要尽可能解除或减轻患者过重的心理负担和压力，帮助患者解决生活和工作中的实际困难及问题，提高患者的应对能力，并积极为其创造良好的环境，以防复发。

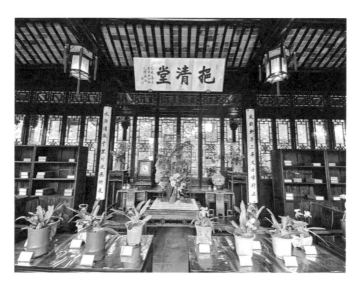

第二章　抑郁了，我该怎么办？

当您怀疑自己得了抑郁症，或者说当您觉得自己情绪不好，感觉状态不对劲儿，但也没法确定自己是不是得了抑郁症的时候，一定要及时寻求专业医生的帮助。

有很多人可能会在网上查阅相关资料、文章，检索别人的就诊经过，做网络问卷，进行网络咨询等，以此来对自己的情况做出判断，其实这样做是不科学、不规范的。如果怀疑自己有抑郁症，必须及时去正规医院就诊，因为只有在专业医生的帮助下才能得到可靠的诊治。

有人可能很害怕去医院就诊，怕被诊断为抑郁症，其实，应该反过来思考这个问题，诊断意味着是可以治疗的，这其实是一件好事。在不具备专业知识的情况下，依赖从网上查阅到的一些资料，反而可能会使我们对正规诊治产生误解。及早识别、正规诊治，会避免走很多弯路，对工作和生活的影响也会因及时得到正规诊治而减小很多。所以，先去看专业医生，这是第一步。

如果发现自己抑郁了，应该多跟身边朋友倾诉。另外，当我们情绪低落的时候，我们往往不太愿意和朋友、家人交谈，似乎总想把自己封闭起来，担心会让朋友、家人失望或看不起。德国心理学家乌尔苏拉·努贝尔在《不要恐惧抑郁症》一书中指出：所有抑郁症患者的一个特征是，他们都试图尽可能长时间地躲藏在"一切正常"的表象后面，他们巨大的自控能力和强大的意志仍然使他们去履行每日的义务和要求，而把病痛留给自己，不让身边的人有所察觉。这似乎解释了很多人如果不是自杀，没有人会知道其患有抑郁症的原因。

抑郁症患者往往对于表达自己真实的情绪比较困难，他们会觉得"如果我向别人求助，是不是代表我很差、我不如别人?"，这导致很多时候，抑郁症患者不会过多地去向别人表达自己的困难和不良情绪。有些抑郁症患者反而能做很多事情，也有了很大的成就，但他还是觉得自己不够好，于是封闭自己的内心，不停地做各种各样的事情来麻痹自己，一旦停下来就会觉得自己很没有价值感，这种低自尊甚至会压垮整个人。所以，调节抑郁情绪的有效方法之一就是要学会表达、宣泄自己的情绪，可以寻求朋友或家人的帮助。曾有这样一个试验：有两组被试者，每个被试脚踝上都绑有电击装备，并被施加电击刺激，一组被试者旁边站着与他有亲密关系的人并手拉着手，而另一组没有。试验结果显示，前一组被试遭受电击后的感受会好很多。所以，及时寻求朋友、家人的帮助，往往对病情的改善大有帮助。

第三章　为什么会患抑郁症？

　　抑郁症是最常见的精神障碍之一。自20世纪60年代起，研究者们陆续从遗传、神经生化、神经内分泌以及神经免疫等方面提出了诸多病因假说，但迄今为止仍未完全搞清楚。目前的观点认为，本病是遗传、生物化学、社会心理文化等多种因素相互作用的结果。

 一、遗传因素

　　既往家系与双生子研究显示，抑郁症的遗传度为31%～50%，即遗传风险因素在抑郁症发病风险中起到31%～50%的作用。抑郁症患者一级亲属（父母、子女、同胞）的患病风险是一般人群的2～3倍；抑郁症同卵双生子中的同病率为33%～86%，异卵双生子中的同病率为16%～38%，提示遗传因素在抑郁症的发病过程中起到重要作用。

　　近年来，随着遗传检测与分析技术的飞速发展，抑郁症的候选基因研究取得了较有意义的发现，不仅丰富了经典神经递质异常传递假说，还对一些新型易感基因进行了初步探索。基于抑郁症现有发病机制假说已开展的候选基因研究有经典神经递质系统相关基因研究，具体包括：神经递质受体、转运体、合成或代谢限速酶等；生物节律相关基因；下丘脑-垂体-肾上腺（hypothalamic-pituitary-adrenal，HPA）轴相关基因；脑源性神经营养因子（brain derived neurotrophic factor，BDNF）及其他相关基因。然而，在抑郁症候选基因研究的现有发现中，仅有7%的候选基因及3%～4%的多态性位点得到验证。随着全基因组单核苷酸多态性（single nucleotide polymorphism，SNP）及芯片的广泛应用，全基因组关联研究（genome wide association study，GWAS）已成为寻找抑郁症等复杂疾病易感基因的重要策略。精神疾病基因组学联盟（Psychiatric Genomics Consortium，PGC）纳入9238例抑郁症患者及9521名健康对照进行全基因组关联研究分析，发现位于染色体3p21.1的rs2535629位点达到显著水平（$P=5.9\times10^{-9}$）。然而，全基因组关联研究虽然取得一定进展，但并不理想，抑郁症相关基因下游功能阐释及其用于临床实践的意义仍有待深入探索。

二、环境及社会因素

尽管已有大量研究数据支持遗传因素在抑郁症发病机制中的重要性，环境因素的诱发作用同样重要，环境应激源与个体生物易感性相互作用导致精神疾病发生发展。据文献报道，应激性生活事件可能是抑郁症发病的诱发因素，随着抑郁症复发次数的增加，应激性生活事件所起的作用逐渐超过了先天遗传因素的作用。遗传因素、环境因素及其交互作用共同导致抑郁症的发生，且环境因素在一定程度上增加了遗传基础对抑郁症发病风险的影响，但具体机制有待进一步阐明。

一般认为，人的高级神经活动类型和认知模式是抑郁症发病的基础，负性社会生活事件是抑郁症发病的诱因，而社会支持系统是影响抑郁症发生发展及预后的一个重要因素。研究表明，抑制型气质及内向人格具有抑郁症的易感性。美国临床心理学家贝克（Beck）提出了认知模型，他认为抑郁症患者的认知模型包括两个层次，即浅层的负性自动想法和深层的功能失调性假设。此外，有研究表明，在负性生活事件（丧偶、离异、婚姻不和谐、失业、严重躯体疾病、家庭成员去世）发生的 6 个月内，抑郁症发病的危险系数增加 6 倍。负性生活事件越多，性质越严重，抑郁症发病率就越高，抑郁症状也就越严重。在遭遇负性生活事件后，如果能及时接受社会支持系统的物质和精神安慰，可以减轻或消除负性生活事件对其造成的影响，削弱或消除其生理、心理反应，避免抑郁症的发生。即使抑郁症已经发生，良好的社会支持系统仍会对抑郁症患者的康复起到促进作用。

三、生物学因素

生物学病因方面的研究对于抑郁症的治疗有非常大的帮助。导致抑郁的生物学因素主要有神经递质紊乱、氧化应激、炎症因子水平失调、下丘脑-垂体-肾上腺皮质轴功能紊乱和神经营养因子失衡等，这些因素之间可以相互促进和加强，从而诱导细胞凋亡、神经元生长和存活受抑制，机体可能对负性生活事件更敏感或发生治疗抵抗。最早的"单胺理论"认为，抑郁症是脑内单胺类神经递质的缺陷造成的。应激或大脑功能紊乱导致单胺类神经递质 5-羟色胺（5-hydroxytryptamine，5-HT）、去甲肾上腺素（norepinephrine，NE）或多巴胺（dopamine，DA）水平及其活性下降，从而导致抑郁症。国内研究发现，抑郁症患者存在血清单胺类神经递质代谢产物的异常，如肾上腺素及去甲肾上腺素显著低于正常对照，而高香草酸显著高于正常对照，提示血清单胺类神经递质及其代谢产物的水平可作为抑郁症诊断的重要参考。此外，研究发现，下丘脑-垂体-肾上腺轴亢进参与抑郁症发病。研究人员通过检测血浆皮质醇含量及 24 h 尿 17-羟皮质类固醇的水平发现，抑郁症患者血浆皮质醇分泌过多，而且分泌的昼夜节律也有变化。神经内分泌学说认为，下丘脑-垂体-肾上腺轴亢进是抑郁症发病的重要机制。此外，前期研究发现外周血炎性细胞因子白细胞介素 18（interleukin-18，IL-18）水平、脑源性神经营养因子（BDNF）水平和谷氨酸水平与抑郁症的发生有关，提示神经炎症因素可

13

能参与抑郁症的发病。

综上，抑郁症病因不清，发病机制复杂。明确抑郁症的发病机制，对于抑郁症的诊治至关重要。近十多年的神经影像学为神经科学的研究提供了进一步的证据。功能磁共振成像（MRI）、弥散张量成像（DTI）、磁共振波谱成像（MRS）等新研究技术丰富了精神科的临床研究。这方面的研究发现真正得以应用并指导临床或许还有相当长的一段路要走，然而，此类新技术研究已表明，抑郁症虽是一种心理障碍，但也有一定的生物学基础。

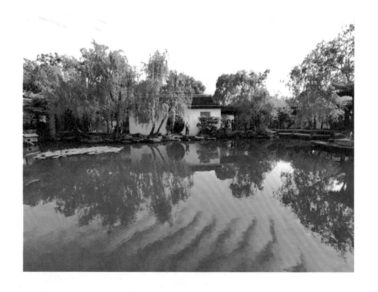

第四章 抑郁症有哪些症状和表现？

抑郁症是一种心境障碍，是一组以显著的心境低落为主要特征的精神障碍，常伴有相应的思维和行为改变，具体表现有以下几个方面。

 一、心境低落

主要表现为显著而持久的情感低落、抑郁悲观。轻者闷闷不乐、无愉快感、兴趣减退，重者痛不欲生、悲观绝望、度日如年、生不如死。典型患者的抑郁心境有晨重夜轻的节律变化。在心境低落的基础上，患者会出现自我评价降低，产生无用感、无望感、无助感和无价值感，常伴有自责自罪，严重者出现罪恶妄想和疑病妄想，部分患者可出现幻觉。

心境低落（病理性恶劣心境）可表现为许多形式，如感到悲伤、无望、泄气、心情低落、垂头丧气。看上去悲伤（如流泪）的患者可能一开始不承认悲伤，并且声称他们感到焦虑、"低迷"或没有感觉，部分患者会出现增加和持续的烦恼、挫败感、易激惹、愤怒或敌意。这类情绪低落的压抑状态是原发

15

性的、内源性的，即是在无明显外界因素作用下发生的。患者呈现特殊的哭丧面容，如双眉紧锁、愁眉苦脸、双目凝视、面无表情、暗自流泪等。

二、兴趣或愉悦感缺失

对以前感到愉快的活动丧失兴趣或愉悦感（兴趣缺失）也是抑郁症的一个基本症状。患者会对事情、兴趣爱好和活动不太感兴趣或不太能从中获得快乐，可能声称"他们不再在意"。患者可能不再与朋友来往或对朋友不再感兴趣，并且性欲也可能降低。典型表现是行动迟缓，精力减退，缺乏兴趣和活力，总感到心有余而力不足，家务和日常活动都懒得去做，整天无精打采、身心疲惫，严重者呆若木鸡或呈抑郁性木僵状态。患者对周围一切事物都不感兴趣，对工作没有一点儿热情，平素衣着整洁的人也变得不修边幅。

三、疲劳或精力丧失

患者将精力丧失描述为感到疲倦、筋疲力尽和倦怠。患者可能感到需要在白天休息，出现肢体沉重或感觉很难开始或完成活动。对于抑郁症患者而言，疲劳是抑郁症状的一部分；事实上，抑郁症诊断标准的其中一条就是疲劳。急性抑郁发作期出现的疲劳症状可表现为言语/行动/思维迟缓、兴趣缺失、肌肉无力、倦怠、主动性缺乏等。一项对近 2000 名抑郁症患者的研究显示，73%的患者表示，在急性重度抑郁发作期间感到劳累、缺乏精力。

四、食欲或体重改变

患者的食欲和体重可能降低或增加。一些患者不得不强迫自己进食，而其他患者出现进食较多，并且可能渴望特定的食物（如垃圾食品和碳水化合物）。

五、睡眠障碍

抑郁症患者往往存在睡眠障碍，60%～80%的抑郁症患者可有失眠，表现包括难以启动/维持睡眠，或/和睡眠后不能恢复精力，伴有白天功能降低，持续至少4周。此外，一些抑郁症患者也会出现睡眠过多，这种情况更多见于年轻人（小于30岁的抑郁症患者中有40%出现睡眠过多，50岁的抑郁症患者中有10%出现睡眠过多）和女性，表现包括白天嗜睡，日间休息后感觉不能恢复精力或警觉。睡眠过度并不包括夜间睡眠。这一现象与长期、严重和难治性抑郁症有关，也可能提示潜在的双相障碍。研究发现，失眠是抑郁症发病的明确风险因素（OR=2.1），提示有失眠症状的个体罹患抑郁症的风险为无失眠者的2倍以上。同样，失眠可加重抑郁症的病情，是延长抑郁症发病持续时间的主要因素，也与突发性的自杀观念和自杀行为有关。

17

六、认知功能障碍

可表现为思考力、集中注意力或做决定的能力受损。患者还可能出现容易分心或存在记忆困难。大多数抑郁症患者，特别是年轻人和中年人，其认知功能障碍很容易与谵妄或痴呆引起的认知功能障碍相区别。抑郁中的神经认知功能障碍通常是轻度的，并且其特征主要为主观报告而不是客观检测异常。老年患者的记忆问题可能被误认为是痴呆（"假性痴呆"）。经抗抑郁治疗后，这些问题通常会减轻。然而，部分痴呆患者最初表现为重度抑郁发作（包括记忆困难）。在受教育程度较低且年龄较大的患者，以及抑郁症状更严重的患者中，神经认知功能障碍更严重。

七、精神运动激越或迟滞

激越表现为过多的动作活动，这些动作活动通常无意义、重复和伴有内心紧张感。例如，搓手、踱来踱去和坐立不安。迟滞表现为身体活动、思考或说话的速度广泛性减慢；说话音量、数量和音调变化可能下降，并且回答问题时停顿时间变长。

八、无价值感或过度的内疚感

抑郁症患者自我知觉的特征可能是感到能力不足、自卑、失败、无价值和不适当的内疚。无价值感和内疚感通常表现为将中性事件或小挫折错误地认为是个人失败的证据。

 九、自杀意念和行为

抑郁症患者会反复出现死亡或自杀的想法，并且可能试图自杀。自杀意念可能是被动的，其想法是自己不值得活下去，或者如果自己死了他人会过得更好。相反，主动自杀意念的特征是具有想要死去或实施自杀的想法，这提示该患者的病情严重。此外，可能存在自杀计划、准备自杀的行为（如挑选实施自杀的时间和地点、购买大量药物或购买枪，或者写遗书）和企图自杀。弥漫着的绝望（对未来的消极期望）和认为自杀是逃避持续强烈的情感痛苦的唯一选择增加了自杀风险。重度抑郁伴精神病性特征可能包括听幻觉告诉（命令）患者去实施自杀。故意实施自伤行为的抑郁症患者可能声称这样做是为了减轻痛苦，并且他们期望这些自伤行为只会造成轻度至中度的伤害。尽管患者可能否认打算自杀，但这些行为（非自杀性自伤）表明该患者存在严重抑郁；非自杀性自伤与企图自杀（患者的确打算自杀）相关。

第五章　抑郁症的评估与诊断

　　对于存在抑郁症状的患者，我们首先应当对其症状进行全面的评估，了解患者的心理、社会学和生物学特征，使用评估量表对其进行抑郁症状严重程度的确定，并结合体格检查、精神检查与实验室检查，依照精神疾病诊断分类标准做出准确的临床诊断。

 一、评估内容

（一）现病史

　　现病史的采集主要是了解患者抑郁症状出现的全过程。首先应明确患者抑郁症状出现的准确时间，以判断患者的整个病程。此外，要清楚在整个病程中抑郁症状的出现是持续性的还是间断性的，如果是间断性的，要询问患者间断发作中是否伴有躁狂症状。患者每一天的抑郁症状有可能程度也不同，必须了解患者的抑郁症状是否存在晨重夜轻的特点，或者有明确的症状加重、缓解的诱因。抑郁症状有可能并非单一出现，时常会合并其他一些症状，如焦虑症状、睡眠障碍、躯体症状、认知功能的改变及精神病性症状等，应了解有无这些症状及症状出现的先后顺序。

（二）既往史

既往史的采集是指了解患者以前有无类似抑郁症状的出现，如果有，必须了解是否治疗过，曾经选用的药物种类、剂量、起效的时间、治疗总体时间、疗效及出现过的不良反应，评估患者对于治疗的依从性及是否能够通过治疗恢复其社会功能。

（三）个人史及家族史

个人史主要是指患者从母亲妊娠到患者发病前的整个生活成长经历。它包括患者的身体、精神发育史，学习及家庭教育情况，与父母的关系，工作情况及工作表现，生活中有无特殊遭遇。了解患者生活中的重大转折事件，恋爱、婚姻和性经历都是非常重要的。女性的月经、分娩及更年期与抑郁症状关系密切，应充分了解。还应了解患者平素生活中有无不良嗜好，如饮酒、药物滥用及冶游史。评估患者的人格特征对于了解患者的发病过程及制订治疗方案是有帮助的。

了解患者父母的年龄、职业、人格特征，了解患者的家庭结构、经济状况、家庭成员之间的关系，了解患者家族中有无精神疾病病史、有无自杀者、有无酒精和药物依赖者都是非常重要的。其中精神疾病家族史阳性，提示患者可能有家族遗传倾向。

二、评估量表

评估量表是用来量化观察中所得印象的一种测量工具，它根据一定的原则，将用标准化检查所获得的资料用数字表示，以使主观成分降到最小，这样可以使同一个量表适用于不同社会文化背景下的不同检查者，并可适用于不同的群体。目前评定抑郁症严重程度的量表较多，但从性质上看，大致可分为自评量表和他评量表两类。

（一）汉密尔顿抑郁量表（Hamilton Depression Rating Scale for Depression，HAMD）

汉密尔顿抑郁量表是于 1960 年编制的，属于他评量表，是目前使用最为广泛的抑郁量表。本量表有 17 项、21 项及 24 项共 3 个版本。起初，HAMD 量表有 24 个条目，主要是为评估抗抑郁药物（三环类）的疗效而设计的，评分降低说明药物治疗有效，条目的设置与当时对抑郁症的认识有关。经过两次缩减，现在的 17 项汉密尔顿抑郁量表被广泛应用于抑郁症评估，能更好地反映抑郁症的情绪核心症状。一般采用交谈与观察的方式进行评估，分值采用 0～4 分的 5 级评分法：0 分（无症状），1 分（轻），2 分（中等），3 分（重），4 分（极重）。量表测试时间为 10～15 分钟，主要取决于患者的病情严重程度及其合作情况，如果患者严重阻滞，则所需时间将更长。分值能较好地反映病情严重程度（即病情越轻，总分越低；病情愈重，总分愈高），也能评估经过治疗后症状好转的程度。如

HAMD-17 项，其严重程度的划界值为：7 分以下为无抑郁症状，7～17 分为中度抑郁，17 分以上为严重抑郁。现在我们在用汉密尔顿抑郁量表的减分率评价药物疗效时，减分率超过 50%定义为治疗有效，评分小于 7 分定义为临床痊愈。

（二）蒙哥马利抑郁量表（Montgomery-Asberg Depression Rating Scale，MADRS）

蒙哥马利抑郁量表是于 1979 年编制的，属于他评量表，这一量表更简明，更具时效性。蒙哥马利抑郁量表中的条目反映的主要是抑郁症的核心症状，可以敏感地反映药物之间的疗效差异。而汉密尔顿抑郁量表中的一些条目，如躯体症状、迟滞症状等对药物治疗的反应较慢。蒙哥马利抑郁量表有 10 个项目，分值采用 0～6 分的 7 级评分法，分值越高代表抑郁程度越严重。其所包括的 10 个条目具体为：观察到的抑郁、抑郁的叙述、内心紧张、睡眠减少、食欲减退、注意力集中困难、懒散、无能感、悲观思想、自杀的观念。总分 60 分，分值<12 分为无抑郁症状或处于缓解期，12～21 分为轻度抑郁，22～29 分为中度抑郁，30～34 分为重度抑郁，≥35 分为极重度抑郁。该量表的优点在于对抗抑郁药物治疗期间的变化具有较好的敏感性，目前使用该量表评定抗抑郁药物治疗过程中的一些症状变化。目前蒙哥马利抑郁量表的应用越来越多，同样地，与基线比较减分>50%定义为有效，评分<10 分被定义为缓解。下表列出了汉密尔顿抑郁量表和蒙哥马利抑郁量表的条目。

表 5-1 HAMD 量表和 MADRS 量表的条目

HAMD 量表条目		MADRS 量表条目	
1. 抑郁情绪	10. 精神性焦虑	1. 观察到的抑郁	6. 注意力不集中
2. 负疚感	11. 躯体性焦虑	2. 抑郁主诉	7. 懒散
3. 自杀	12. 胃肠道症状	3. 内心紧张	8. 感受不能
4. 入睡困难	13. 全身症状	4. 睡眠减少	9. 悲观思想
5. 睡眠不深	14. 性症状	5. 食欲减退	10. 自杀观念
6. 早醒	15. 疑病		
7. 工作和兴趣	16. 体重减轻		
8. 迟滞	17. 自知力		
9. 激越			

（三）抑郁自评量表（Self-rating Depression Scale，SDS）

抑郁自评量表是于 1965 年编制的，属于自评量表，特别适用于综合医院，以发现抑郁症患者，衡量患者抑郁的主观感受及其在治疗中的变化。该量表不受年龄、性别、经济状况等因素的影响；对治疗前后的变化敏感。本量表有 20 个项目，评定时间为最近 1 周，按照症状本身出现的频度分为 4 级："1"表示没有或很少时间有；"2"为小部分时间有；"3"是相当多时间有；"4"是绝大部分或全部时间有。所有项目得分相加即总得分，分值越高表明抑郁程度越重。总粗分×1.25 后取整数部分，即为标准分。标准分<53 分为无抑郁症状或处于缓解期，53～62 分为轻度抑郁，63～72 分为中度抑郁，>72 分为重度抑郁。

（四）9 条目简易患者健康问卷（Brief Patient Health Questionnaire，PHQ-9）

9 条目简易患者健康问卷是于 2001 年编制的，属于自评量表。本量表有 9 个项目，评定时间为最近 2 周的状况，按照症状本身出现的频度分为 4 级："0"表示完全不会；"1"表示好几天；"2"表示超过 1 周；"3"表示每天都会。9 条目简易患者健康问卷内容简单、可操作性强，总分就是将 9 个条目的分值相加，总分值范围 0～27 分。评分标准：0～4 分，没有抑郁；5～9 分，轻度抑郁；10～14 分，中度抑郁，制订治疗计划，考虑咨询，随访和/或药物治疗；15～19 分，中重度抑郁，积极进行药物治疗和/或心理治疗；20～27 分，重度抑郁，立即首先选择药物治疗，若严重损伤或对治疗无效，建议转移至精神疾病专家处进行心理治疗和/或综合治疗。

（五）Beck 抑郁量表（Beck Depression Inventory，BDI）

Beck 抑郁量表是于 1961 年编制的，属于自评量表，是最早被广泛使用的评定抑郁的量表。本量表有 21 个项目，评定时间为最近 1 周的状况，每项为 0～3 分的 4 级评分。Beck 抑郁量表的每个条目便代表一个类别，这些类别包括心情、悲观、失败感、不满、罪恶、惩罚感、自厌、自责、自杀意向、痛哭、易激惹、社会退缩、犹豫不决、体象歪曲、活动受抑制、睡眠障碍、疲劳、食欲下降、体重减轻、有关躯体的先占观念与性欲减退，其目的是评价抑郁的严重程度。

三、辅助检查

很多躯体疾病会伴发抑郁症状，抑郁症患者也会发生躯体疾病，因此，除了对患者进行全面的躯体及神经系统检查外，还要注意辅助检查及实验室检查，尤其注意血糖、甲状腺功能、心电图的检查等。主要检查内容如下。

（一）血液学相关检查

血常规、肝功能、肾功能、电解质、血脂、血糖、甲状腺功能、心肌酶谱、女性性激素检查、感染性疾病筛查（病毒性肝炎、梅毒、获得性免疫缺陷综合征等）等。

（二）脑电图检查

排除癫痫或脑炎等躯体疾病所致。

（三）头颅 CT、MRI

排除脑结构性病变所致。

（四）胸部 X 线、超声心动图、腹部 B 超等。

随着对抑郁症病因学、发病机制研究的不断深入，许多曾经被认为是功能性的抑郁症被发现存在可以用客观手段检测到的病理学改变，而这些实验室检查结果或者一些生物学标记物有望成为抑郁症诊断标准的一部分。

 四、诊断标准

"ICD" 是世界卫生组织编写的 *International Statistical*

Classification of Disease and Related Health Problems（中文书名译为《疾病及有关保健问题的国际分类》）一书的书名缩写，简称"国际分类"。目前临床中使用的为 ICD 第 10 版（ICD-10）。此外，美国精神病学会于 1952 年出版了 *Diagnostic and Statistical Manual of Mental Disorders*（DSM，中文书名译为《精神障碍诊断与统计手册》），2013 年更新为 DSM 第 5 版（DSM-5）。无论是 ICD 还是 DSM，这两大诊断系统对抑郁症的分类及描述总体非常相近。

（一）ICD-10 抑郁症分类及诊断标准

1. 症状标准

（1）典型症状

① 心境低落

患者自己长期感受不快乐，自我觉得或他人发现有显著而持久的情绪低落和抑郁悲观。患者常常诉说"心情不好，高兴不起来"，终日愁眉不展，忧心忡忡，可能出现典型的抑郁面容，表现为眉头紧锁、长吁短叹。严重者甚至痛不欲生，悲观绝望，有度日如年、生不如死之感，常常主诉"活着没意思""心里非常难受"等。患者这种低落的情绪几乎在大部分时间都存在，且一般不随外界环境的变化而改变。

② 兴趣和愉悦感丧失

患者对过去喜爱的各种活动、爱好或事物丧失兴趣或兴趣下降，做任何事情都提不起劲，也体会不到以往的愉快体验。严重者对任何事情都会缺乏兴趣，什么事情都不愿意去做。患者体会不到快乐，部分患者勉强去工作和学习，但他们只是表面去完成任务，内心还是摆脱不了悲观失望，消磨时光，被动参与，还会觉得是一种负担。

③ 精力不济或疲劳感

患者常常感到乏力、劳累，坚持不了工作和学习。行动迟缓，生活懒散，被动，独处，不与人沟通，或整日卧床。动作慢，做事慢，说话慢，思维反应也慢。严重的无法顾及个人卫生，蓬头垢面，不修边幅，发呆不动，医学上称之为"木僵"。

（2）常见症状

① 注意力降低。

② 自我评价降低。

③ 自罪观念和无价值感（即使在轻度发作中也有）。

④ 认为前途暗淡悲观。

⑤ 有自伤或自杀的观念或行为。

⑥ 睡眠障碍。

⑦ 食欲下降。

（3）躯体综合征（必须存在 4 条）

① 通常能享乐趣的活动兴趣和愉快感丧失。

② 对通常令人愉快的环境缺乏情感反应。

③ 早上较平时早醒两小时或更多。

④ 精神运动性迟滞或激越（为他人提及或报告）。

⑤ 食欲明显下降。

⑥ 体重降低（通常 1 个月体重下降≥5%）。

⑦ 性欲明显降低。

2. 严重程度

（1）轻度抑郁

至少 2 条典型症状+至少 2 条常见症状，且患者的日常工作和社交活动有一定困难，患者的社会功能受到影响。

（2）中度抑郁

至少 2 条典型症状+至少 3 条常见症状，且患者的日常工作、社交或家务活动有相当困难。

（3）重度抑郁

至少 3 条典型症状+至少 4 条常见症状，其中某些症状应达到严重的程度。症状极为严重或起病非常急骤时，依据不足 2 周的病程做出诊断也是合理的。除了在极有限的范围内之外，几乎不可能继续进行社交、工作或家务活动。

3. 病程标准

病程≥2 周。

4. 排除标准

排除器质性精神障碍或精神活性物质和非成瘾物质所致的继发性抑郁症。

（二）DSM-5 抑郁症分类及诊断标准

DSM-5 即美国《精神障碍诊断与统计手册》第 5 版，也是目前最主流的精神疾病诊断标准。

1. 在同一个 2 周时期内，出现 5 个以上的下列症状，表现出与先前功能相比不同的变化，其中至少 1 项是心境抑郁或丧失兴趣或丧失愉悦感。

（1）几乎每天大部分的时间都心境抑郁，既可以是主观的报告（例如，感到悲伤、空虚、无望），也可以是他人观察到的（例如，流泪）。注意：儿童和青少年可以是易激惹。

（2）几乎每天或每天的大部分时间，对于所有或几乎所有活动的兴趣或乐趣都明显减少（既可以是患者自身的主观体验，也可以是由他人观察到的）。

（3）在未节食的情况下体重明显减轻或增加（例如，1 个月内体重变化超过原体重的 5%），或几乎每天食欲都减退或者增加（注：儿童则表现为未达到应增体重）。

（4）几乎每天都有失眠或者睡眠过多。

（5）几乎每天都有精神运动性激越或者迟滞（由他人观察到的，而不仅仅是主观体验到的坐立不安或迟钝）。

（6）几乎每天都疲劳或精力不足。

（7）几乎每天都感到自己毫无价值，或过分地、不恰当地感到内疚（可以达到妄想的程度，并不仅仅因为患病而自责或内疚）。

（8）几乎每天都存在思考或注意力集中的能力减退或犹豫不决（既可以是患者自身的主观体验，也可以是由他人观察到的）。

（9）反复出现死亡的想法（而不仅仅是恐惧死亡），反复出现没有特定计划的自杀意念，或有某种自杀企图，或有某种实施自杀的特定计划。

2. 这些症状引起有临床意义的痛苦，或导致社交、职业或其他重要功能方面的损害。

3. 这些症状不能归因于某种物质的生理效应，或其他躯体疾病。

4. 这种抑郁发作的出现不能用分裂情感性障碍、精神分裂症、精神分裂症样障碍、妄想障碍或其他特定的或未特定的精神分裂症谱系及其他精神病性障碍来更好地解释。

5. 从无躁狂发作或轻度躁狂发作。

综上所述，对于抑郁症状的描述，两个诊断标准都把心境低落作为主要症状，DSM-5 中注明了这种心境是与其处境不相称的，ICD-10 未做说明。DMS-5 注明了症状是患者的主观体验或是他人的观察，而且特别注明了儿童这一特殊群体的症状表现形式，提高了诊断标准的可操作性；ICD-10 中提到了临床表现可以有个体差异，但没有对此做具体说明。对于病程标准的规定，ICD-10 的规定是整个发作至少持续 2 周，DSM-5 对于单次发作的规定是在 2 周内出现与以往功能不同的明显改变。对于复发性抑郁，DSM-5 的规定是呈现 2 次以上抑郁发作，其间歇期为连续至少 2 个月，在这两个月内的表现不符合抑郁发作的标准；ICD-10 的规定是至少 2 次发作，两次发作之间应有几个月没有明显的心境紊乱，这与 DSM-5 相似，但是未注明缓解期精神状况的具体时间标准。

第六章　抑郁症的治疗

　一、抑郁症的非药物治疗

抑郁障碍的非药物治疗大致分为心理治疗与物理治疗两大类，主要如下。

（一）抑郁障碍的心理治疗

心理治疗是双方互动的过程，每一方通常由一个人构成，但也有可能由两个或更多的人组成。其目的是经由精通人格源起、发展、维持与改变之理论的治疗者，在专业与法律的认可下，使用逻辑上与该理论有关的治疗方法，来改善另一方在下列任一或所有领域的无能或功能不良带来的苦恼：认知功能（思维异常）、情感功能（痛苦或情绪不舒适）或行为功能（行为的不恰当）。

1. 不同流派心理治疗的共同特点

心理治疗虽然流派众多，但有一些共同的特点：

（1）缓解抑郁症状。

（2）每种心理治疗都有各自的设置。

（3）心理治疗聚焦于患者当前的问题。

（4）患者与治疗师之间有着良好的互动，常常会有家庭作业。

（5）一般都有疾病的心理教育环节。

（6）治疗往往有时间的限制，通常合并药物治疗。

如何针对每个具体患者开展心理治疗，是受多方面因素影响的，与患者的心理特征、文化背景、生活经历、经济支付能力，以及治疗师的技术取向、资质、经验与能力，心理治疗资源的可获得性等多方面因素息息相关。

另外，心理治疗使用不当也会带来副作用，比如会给患者带来强烈的焦虑体验，加重病情，导致新的问题等。

2. 目前国内的主要心理治疗方法

目前国内的主要心理治疗方法包括精神分析治疗、认知行为治疗、人际心理治疗、家庭治疗以及团体心理治疗等。

（1）精神分析治疗

这是建立在精神动力学原理上的一种治疗技术，其核心是一些不合理的防御机制导致了抑郁障碍的不良情绪与认知状态的发生发展。在精神分析过程中，治疗师通过一些技术（催眠、自由联想、梦的解析等）来对患者的防御机制进行探讨，促使患者能够对自身的躯体或精神症状的来源有所领悟，从而改善症状。精神分析往往耗时比较长，有的治疗时间长达数年，且费用较高。但精神分析带来的效果是持续长久的。

（2）认知行为治疗

这是认知疗法与行为治疗相结合的治疗技术，主要是通过改善患者不合理的信念、错误的态度等来缓解抑郁症状，同时鼓励患者将治疗中有效的技巧及时地应用到现实生活中，比如布置家庭作业（问题解决训练、自控训练、社交技巧训练等）。抑郁障碍的认知行为治疗时间一般建议12～16周，每周1～2次，它被认为是循证医学证据比较多的治疗技术，在抑郁症的急性期可有效地减轻抑郁症状，在巩固期与维持期可有效地预防和减少复燃与复发。

（3）人际心理治疗

这是一种关注抑郁障碍患者目前的生活变故，比如角色的转换、社会隔离、社交技能缺乏等，通过帮助患者识别促使抑郁发作的人际因素，鼓励其释放哀伤、帮助解决角色困扰与转换问题，学习必要的社交技能来建立新的人际关系，以及获得必要的社会支持，从而改善抑郁症状的方法。人际心理治疗往往分为3个阶段进行：治疗初期主要是采集病史，了解患者的人际交往情况，做出诊断；治疗中期主要聚焦于4种人际问题（悲伤反应、人际角色的困扰、角色变化、人际关系缺乏）；治疗后期为回顾治疗过程，巩固治疗效果。

（4）家庭治疗

这是旨在改善家庭系统的人际关系来达到改善抑郁症状的一种技术，它的基本前提是家庭的结构或功能失调导致家庭成员产生了抑郁情绪。近40年来，中国的家庭结构发生了深刻的变革，传统的家族文化价值观日渐瓦解，西方文化的传入给中国的传统文化带来了深刻的影响。由于家庭结构以及支撑家庭结构的文化系统发生了巨大的变化，家庭文化的变革带来了越来越多的情绪问题。由同济大学赵旭东教授牵头的中德班系统家庭治疗培训项目给国内培养了许多优秀的家庭治疗师，他们在家庭治疗领域发挥着越来越重要的作用，对推动抑郁障碍的家庭治疗起到了积极的作用。目前家庭治疗越来越被中国的心理治疗师所重视，在临床中日益发挥着重要的作用。

（5）团体心理治疗

一般由1～2名心理治疗师来带领，其中1名担任主持，1名做助手。具体做法是，将一些（一般是8～15人）具有相类似问题的患者集中起来，然后根据患者的具体问题和具体情况来决定具体的治疗技术，通过治疗来帮助患者观察、分析与自己和他人有关的心理与行为反应、情感体验以及人际关系，从而使自己的情绪与行为得以改善。团体治疗通常每周1次，每次1.5～2小时。团体治疗的效率往往比较高，可以同时对多个患者进行治疗。团体治疗在抑郁障碍的急性期与恢复期有积极的作用。

（6）其他心理治疗技术

心理治疗的技术与流派众多，其他常用的技术还有森田疗法、内观疗法、催眠疗法、网络/电话咨询、道家认知心理治疗等。

（二）抑郁障碍的物理治疗

1. 电休克治疗（ECT）

这是通过使用一定强度的电流刺激大脑，引起意识丧失和全身抽搐来治疗精神疾病的一种方法。ECT 最早于 20 世纪 30 年代被应用于临床，并一直沿用至今，且经过不断的改良，已经将肌肉松弛剂及麻醉剂应用于电休克治疗，最终形成了目前的无抽搐电休克治疗（MECT）。无抽搐电休克治疗在精神科疾病的治疗中得到了广泛的应用，尤其是针对伴有强烈自杀、冲动、自伤以及木僵的抑郁障碍患者，能够迅速地起作用。另外，无抽搐电休克治疗对难治性及对药物治疗反应不敏感的抑郁障碍患者都是可以采取的办法。无抽搐电休克治疗一般没有绝对禁忌证，安全性也较高。

2. 光照疗法（光疗）

光疗是指利用人工光源或自然光源防治抑郁障碍的方法，主要有可见光疗法、红外线疗法和激光疗法。光疗最初是针对季节性抑郁的研究而发明的非药物治疗手段，后来发现对非季节性抑郁障碍也有同等的效果。光照疗法虽然机制不明，但一些研究显示，它可以通过修正被扰乱的生物节律以及调整血清素与儿茶酚胺系统来改善抑郁症状。

3. 生物反馈治疗

这种治疗方法是从 20 世纪 20 年代通过监测到的肌电活动开始的，就是将肌电活动、脑电、心率、血压等生物学信息进行处理，然后通过视觉和听觉等人们可以认识的方式显示给人们，训练人们，使人们能够有意识地控制自己的心理活动，从而达到调整机体功能、防病治病的目的。生物反馈法的运用一般包括两方面的内容：一是让来访者学习放松训练，以减轻过度紧张，使身体达到一定程度的放松状态；二是当来访者学会放松后，再通过生物反馈仪，使其了解并掌握自己身体内生理功能改变的信息，进一步加强放松训练的学习，直到形成操作性条件反射，解除影响正常生理活动或病理过程的紧张状态，以恢复正常的生理功能。

4. 脑电治疗

即利用磁场在脑内产生的感应电流，根据生物共振的原理，通过调节大脑神经递质的功能而达到治疗脑部疾病的目的。它具有安全可靠的特点，治疗时不需要直接与人体接触，而是通过改变物理磁场来调节大脑功能。脑电治疗在抑郁障碍的治疗中得到了广泛的应用，一般无明显禁忌证。

5. 脑反射治疗

这种治疗方法以脑生理学、磁生物学、生物物理学和临床脑病治疗学为基础，经头颅直接作用于脑病变部位，利用脑反射的能量，改善脑微循环，促进侧支循环建立，加快肢体功能、语言障碍和智力障碍的恢复。

6. 其他物理治疗

如经颅磁刺激治疗、迷走神经刺激疗法、深部脑电刺激、经耳垂微电流刺激等。

（三）其他疗法

1. 运动疗法

实验与临床研究都表明，运动治疗可以作为抑郁障碍的辅助治疗，比安慰剂要好，与心理治疗效果相当，甚至对重度或难治性抑郁症的治疗都有一定的帮助。

2. 针灸治疗

针灸是我国中医的治疗手段，目前已经在抑郁障碍的治疗中得到开展。实验证明，针灸联合抗抑郁药物治疗比单纯使用抗抑郁药物治疗效果要好。

总的来说，抑郁障碍的非药物治疗技术是很多的，具体到每一个患者采用什么治疗，往往需要经过专科医师全面评估，并与患者商量后才能确定。而且，目前针对抑郁障碍患者往往采用综合治疗的模式，即药物治疗联合非药物治疗，并有"认知康复、全方位的健康宣教"以及"医疗护理+互联网的延伸服务"的整合治疗模式。

二、抑郁症的药物治疗

针对抑郁症的药物治疗，研究方向主要是探索神经生化及神经内分泌机制，目前临床上常用的抗抑郁药物大部分是基于"单胺假说"以单胺类神经递质为靶点的药物。临床研究致力于探索与抑郁症相关的神经递质，结果表明其主要与单胺类神经递质 5-羟色胺、去甲肾上腺素和多巴胺在脑内的调节缺陷有关，且这三个单胺能神经递质系统可协同在抑郁症的发生中发挥作用。

（一）第一代抗抑郁药物

1. 单胺氧化酶抑制剂（monoamine oxidase inhibitor，MAOI）

1952 年，当科学家为结核病的治疗进一步发展将异烟肼修饰为异烟酰异丙肼时，意外发现患者出现活力增加、愿意走出医院、社会活动逐渐丰富的表现，异烟酰异丙肼具有正性激励作用而不是负性镇静作用。随后在 1958 年，异烟酰异丙肼正式作为抗抑郁药物上市。

单胺氧化酶有 A 和 B 两个亚型，早年使用的单胺氧化酶抑制剂对两个亚型没有选择性，如异丙肼、苯乙肼等，因其与多种药物、富含酪胺及其他升亚胺的食物相互作用，易导致高血压危象和肝损害，目前已较少用于临床。

为了避免非选择性单胺氧化酶抑制剂的副作用，科学家研发出具有可逆性及可选择性的单胺氧化酶-A 抑制剂吗氯贝胺，其抗抑郁作用与三环类抗抑郁药物相同，但避免了高血压危象、肝脏毒性等不良反应，目前仍在临床应用；但应避免与其他增加 5-HT 能作用的药物合用，若换用其他药物，必须停药至少 2 周。

2. 三环类抗抑郁药物（tricyclic antidepressant，TCA）

三环类抗抑郁药物是由抗组胺药物发展而来的。1957 年，Roland Kuhn 发现抗组胺药物氯丙嗪的一种衍生物具有显著的抗抑郁疗效，后来成功研发了丙米嗪，并于 1959 年经美国食品及药物管理局（FDA）批准上市。

三环类抗抑郁药物的不良反应包括抗胆碱能、心血管反应和镇静作用等方面，常见的有口干、视力模糊、便秘、排尿困难、心动过速、直立性低血压、心率改变和嗜睡等，还可诱发躁狂发作，过量服用会导致严重心律失常并有致死性。常用的三环类抗抑郁药物包括丙米嗪、阿米替林、多塞平、氯米帕明，但因其不良反应较多，现已较少使用。后来研发出四环类抗抑郁药物，主要有马普替林，其抗抑郁作用与丙米嗪相同，不良反应较少。

（二）第二代抗抑郁药物

1. 选择性 5 -羟色胺再摄取抑制剂（selective serotonin reuptake inhibitor，SSRI）

早在 20 世纪 60 年代后期，越来越多的研究证据显示 5 -羟色胺在重度抑郁症中有重要作用。例如，一项尸检调查报告显示，在抑郁症自杀患者体内，5 -羟色胺的含量明显减少。1974 年，第一个选择性 5 -羟色胺再摄取抑制剂 LY110140（氟西汀）问世，研究者认为其可作为抗抑郁药物，后于 1987 年经美国食品及药物管理局批准上市。随着氟西汀的出现，其他选择性 5 -羟色胺再摄取抑制剂相继问世，如舍曲林、西酞普兰、帕罗西汀、氟伏沙明等。其主要不良反应为胃肠道不适、坐立不安、眩晕、头痛、失眠、镇静、激越、震颤、性功能障碍等。

（1）氟西汀

氟西汀是最早问世且在全世界持续畅销的选择性 5 -羟色胺再摄取抑制剂，其抗抑郁疗效经多年反复临床研究证实与三环类抗抑郁药物相当，但不良反应明显少于后者。氟西汀的起效时间在治疗后 1～2 周，应用后较少需要增加或调整剂量。

氟西汀在治疗轻度抑郁症及难治性抑郁症中具有显著疗效，且在维持期治疗可有效预防抑郁症复发，在抑郁发作急性期可有效控制症状。相对于其他选择性5-羟色胺再摄取抑制剂，氟西汀对抑郁症患者特有的疲劳、精神运动性迟滞的临床表现有较好的疗效。

（2）舍曲林

舍曲林可用于治疗中-重度抑郁症，其疗效优于三环类抗抑郁药物，同时可作为预防抑郁症复发的药物，且有效性及安全性均得到证实。目前在临床中，舍曲林被广泛应用在其他疾病伴发或继发的抑郁症患者中。例如，舍曲林的常规剂量对于预防和治疗脑卒中后抑郁症状有较好疗效，且患者可耐受，安全性较好；对老年性抑郁症、急性冠脉综合征后抑郁、女性产后抑郁症均有较好疗效；在青少年强迫症患者中，舍曲林联合认知疗法、盐酸硫必利、喹硫平均获得了肯定的疗效，且副作用少、持续时间短。

（3）帕罗西汀

帕罗西汀在选择性5-羟色胺再摄取抑制剂中抑制5-羟色胺再摄取的能力最强，其抗抑郁疗效不逊于其他5-羟色胺再摄取抑制剂。因其对5-羟色胺和去甲肾上腺素具有双重再摄取抑制作用，研究发现帕罗西汀联合锂盐可用于治疗双相抑郁症，其疗效同于阿米替林联合锂盐，可为临床应用。同时，帕罗西汀对于焦虑及失眠患者具有迅速的改善作用。在多种慢性疾病伴发焦虑、抑郁症状的情况中，例如对老年溃疡性结肠炎、慢性头痛、早泄等疾病均有肯定疗效。

（4）氟伏沙明

氟伏沙明在选择性5-羟色胺再摄取抑制剂中对5-羟色胺再摄取的抑制作用最弱，因此通常需要较高剂量才能产生抗抑郁效果。但在20世纪末，研究者就已肯定了其抗抑郁作用，其在与丙米嗪、氟西汀、西酞普兰的随机对照研究中均表现出与之等同的疗效，且能在预防抑郁复发中发挥作用。氟伏沙明的副作用以胃肠道反应较常见，包括恶心、呕吐、体重减轻、厌食，但与其他5-羟色胺再摄取抑制剂相比，自杀发生率低，少有性功能障碍。

（5）西酞普兰

西酞普兰是选择性较高的选择性5-羟色胺再摄取抑制剂，常被作为治疗老年性抑郁症的一线抗抑郁药物，疗效与其他抗抑郁药物相当，而不良反应少于三环类抗抑郁药物，安全性更好，同时它不易发生药物之间的相互作用，更适用于抑郁症合并多种躯体疾病的患者。

2. 5-羟色胺与去甲肾上腺素再摄取抑制剂（selective serotonin and norepinephrine reuptake inhibitor，SNRI）

5-羟色胺与去甲肾上腺素再摄取抑制剂是另一类基于"单胺假说"的第二代抗抑郁药物。1993年，5-羟色胺与去甲肾上腺素再摄取抑制剂药物文拉法辛进入美国市场，并被美国食品及药物管理局批准用于治疗重度抑郁症。随后，度洛西汀和米那普仑也进入市场用于抑郁症的一线治疗。

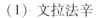

（1）文拉法辛

文拉法辛是第一个 5 -羟色胺与去甲肾上腺素再摄取抑制剂，在治疗中重度抑郁症方面疗效显著，主要用于治疗焦虑性抑郁症。文拉法辛可以在不恶化患者对药物耐受性的情况下迅速增加剂量，使得其在更短时间内达到治疗效果。此外，在重度抑郁发作后长期给予文拉法辛能有效减少复发，也可能在治疗耐药的抑郁症患者中发挥重要作用，因此可用于 5 -羟色胺再摄取抑制剂治疗无效的患者。文拉法辛的常见不良反应与 5 -羟色胺再摄取抑制剂类似，但因其可使去甲肾上腺素能神经兴奋，因而会引起血压轻度升高，对比丙米嗪或安慰剂有统计学差异，但文拉法辛对血压的影响呈高度剂量依赖性，仅在剂量大于 300mg／d 时发生率才有临床意义，在合并心血管疾病的患者中使用应当引起警惕。

（2）度洛西汀

度洛西汀是 2004 年 8 月在美国被批准用于治疗重度抑郁症的 5 -羟色胺与去甲肾上腺素再摄取抑制剂。通过将度洛西汀与 5 -羟色胺再摄取抑制剂等其他抗抑郁药物以及安慰剂的疗效相对比发现，度洛西汀可明显改善重度抑郁症老年患者的抑郁、认知、焦虑、疼痛和与健康相关的生活质量，且耐受性通常较好，恶心、头晕、口干、便秘的不良事件是最常见的，对心血管参数和体重影响不大。在治疗伴有躯体疼痛症状的抑郁症中，度洛西汀可在初期缓解患者的躯体疼痛症状，并可在后期通过改善抑郁症状间接缓解躯体疼痛症状。

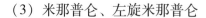

（3）米那普仑、左旋米那普仑

米那普仑也是5-羟色胺与去甲肾上腺素再摄取抑制剂之一。与文拉法辛、度洛西汀相比，其对去甲肾上腺素的影响大于对5-羟色胺的影响。作为一种有效的抗抑郁药，其疗效可与文拉法辛和度洛西汀相媲美，但在治疗重度抑郁症的急性阶段，并没有明显优于其他抗抑郁药物。然而由于米那普仑不良事件发生率较低，可以考虑替代三环类抗抑郁药物及其他不良反应明显的药物。米那普仑最初在美国上市的适应证为纤维肌痛，研究证实，米那普仑可有效改善纤维肌痛、慢性疼痛，同时改善患者的抑郁症状。

左旋米那普仑是2013年在美国上市的一种新型5-羟色胺与去甲肾上腺素再摄取抑制剂抗抑郁药，是米那普仑的左旋对映体，在所有抗抑郁药物中它具有最高的去甲肾上腺素能选择性，多项临床试验证实了左旋米那普仑治疗抑郁症的有效性。最常见的不良反应是恶心、便秘、多汗、心率增快、男性勃起功能障碍、呕吐和心悸，这些不良反应多为轻度或中度，对心电QT间期、肝酶、体重等无明显影响，证实米那普仑的安全性及耐受性较好。

3. 去甲肾上腺素能和特异性5-羟色胺能抗抑郁药（noradrenergic and specific serotonergic antidepressant，NaSSA）

其代表药物为米氮平。米氮平也是我国目前治疗抑郁症的一线药物，常见不良反应为口干、便秘、食欲增加、体重增加、镇静、头晕、多梦。与5-羟色胺再摄取抑制剂相比较，米氮平没有性功能障碍的副作用。米氮平的抗抑郁作用早已在几个安慰剂对照试验中确定，在重度抑郁症中，其疗效与阿米替林、氯米帕明、多塞平、氟西汀、帕罗西汀、西酞普兰或文拉法辛相当，也可用于伴有焦虑症状和睡眠障碍的抑郁症患者。

（三）基于"单胺假说"的其他新型抗抑郁药物

1. 去甲肾上腺素与多巴胺再摄取抑制剂（norepinephrine and dopamine reuptake inhibitor，NDRI）

新型抗抑郁药物去甲肾上腺素与多巴胺再摄取抑制剂——安非他酮，在1989年经美国食品及药物管理局批准上市用于治疗重度抑郁症。临床研究表明，安非他酮与其他抗抑郁药物一样能有效治疗重度抑郁症，且耐受良好；其最常见的三种副作用是口干、恶心和失眠。而与三环类抗抑郁药、单胺氧化酶抑制剂、5-羟色胺再摄取抑制剂和5-羟色胺与去甲肾上腺素再摄取抑制剂相比，安非他酮的性功能障碍风险最低。

2. 5-HT 2A 受体拮抗剂及5-HT 再摄取抑制剂（serotonin antagonist and reuptake inhibitor，SARI）

其代表药物为曲唑酮。曲唑酮的抗抑郁疗效早已得到证实，与多种抗抑郁药物进行对比研究后的结果表明，曲唑酮治疗剂量优于安慰剂，疗效不逊于三环类抗抑郁药、5-羟色胺再摄取抑制剂。基于其药理作用的特殊性，曲唑酮还可用于抑郁症合并失眠、焦虑、痴呆、阿尔茨海默病等。曲唑酮出现5-羟色胺再摄取抑制剂不良反应的可能性较小，对性功能基本没有影响。

3. 选择性去甲肾上腺素再摄取抑制剂（selective norepinephrine reuptake inhibitor，NARI）

瑞波西汀于 1997 年应用于临床，当时即有报道认为瑞波西汀是治疗重度抑郁症的一种有效药物，具有良好的药理作用和耐受性。2000 年发表在《柳叶刀》上的报告说，瑞波西汀是一种耐受性良好的抗抑郁药物，显示出与三环类和 5－羟色胺再摄取抑制剂相似的疗效，瑞波西汀在改善焦虑方面比氟西汀起效更快。瑞波西汀没有显著的心血管作用，药物相互作用的可能性低，不会导致认知或运动功能的显著损害，也不会增加自杀意念。尚无证据表明在突然停止或减少瑞波西汀治疗后出现任何戒断综合征。性功能障碍仅在一小部分患者中发生。

4. 5－羟色胺部分激动剂-再摄取抑制剂（serotonin partial agonist reputake inhibitor，SPARI）

其代表药物为维拉佐酮，2011 年经美国食品及药物管理局批准用于治疗成人重度抑郁症。部分研究表明维拉佐酮的疗效明显优于安慰剂，但也有研究表明维拉佐酮与安慰剂无疗效差异。与西酞普兰、艾司西酞普兰、帕罗西汀等治疗重度抑郁症的对照研究得出的结论是，其治疗效果并不优于对照组，且对预防抑郁症复发无明显作用。维拉佐酮最常见的不良反应为腹泻、恶心、头晕、头痛、鼻咽炎，在患有重度抑郁障碍的成年人中有很好的耐受性。因此，目前还不能推荐维拉佐酮作为重度抑郁症的一线治疗药物，因为尚不清楚该药物的双重作用机制是否能比当前的治疗方案提供更大的疗效，应考虑将维拉佐酮作为重度抑郁症和焦虑症的二线或三线治疗方案。

5. 5-羟色胺调节/激动剂（serotonin modulator and stimulator,
SMS）

其代表药物是沃替西汀。2013 年 9 月，沃替西汀成为美国
食品及药物管理局批准用于治疗重度抑郁症的最新抗抑郁药
物。在治疗抑郁症的疗效方面，将沃替西汀与安慰剂进行临床
对照研究后发现，其改善抑郁症状的疗效明显优于安慰剂。但
另外两项系统评价和 Meta 分析发现，虽然沃替西汀在急性治疗
重度抑郁症方面明显优于安慰剂，但它似乎并不比 SNRI 更有
效，而且在总体临床疗效上与几种不同的抗抑郁药物基本相
同，并无优越性，例如 5-羟色胺再摄取抑制剂、5-羟色胺与
去甲肾上腺素再摄取抑制剂、米氮平、曲唑酮和左旋米那普
仑。值得注意的是，临床和临床前期研究表明，沃替西汀可能
有助于改善认知功能。短期临床试验报告显示，与安慰剂治疗
的患者相比，服用较高剂量沃替西汀的重度抑郁症患者最常见
的副作用是恶心、头痛、口干、疲劳和失眠，没有发现患者出
现体重、自杀行为或思维能力的增强。

6. 三重再摄取抑制剂（serotonin, norepinephrine and dopamine
reuptake inhibitor, SNDRI）

三重再摄取抑制剂是一类潜在的新型抗抑郁药物，可通过
阻断去甲肾上腺素、多巴胺和 5-羟色胺转运体发挥抗抑郁作
用。这类药物也许能克服传统抗抑郁药物 2~4 周的起效滞后，
然而这类药物目前大多处于临床前动物试验研究阶段，是否能

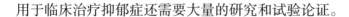

用于临床治疗抑郁症还需要大量的研究和试验论证。

（四）基于谷氨酸系统的抗抑郁药物

在中枢神经系统中，谷氨酸是主要的兴奋性神经递质，临床数据表明，谷氨酸能系统参与了重度抑郁症的病理生理过程，包括谷氨酸能底物浓度的中断和 N-甲基-D-天冬氨酸（NMDA）受体的改变。

1. NMDA 受体拮抗剂

（1）氯胺酮

2000 年，一项随机双盲研究证实，氯胺酮能在 4 小时内产生快速且持续达 72 小时的抗抑郁作用，这是首次临床研究证明谷氨酸能药物治疗重度抑郁症是有效的。氯胺酮的这种快速抗抑郁作用远远优于目前抗抑郁药物延迟 4～12 周的效果。之后的多项研究证实，单次静脉注射低于麻醉剂量的氯胺酮能持续减轻难治性抑郁症患者的抑郁症状，这种作用是快速（几小时内起效）、强效（改善多种抑郁症状）和持久（达到 7～14 天）的。氯胺酮在被作为单一治疗方法用于改善抑郁症状时，通常耐受性及安全性良好，尽管有药物滥用可能、短暂的精神症状、拟交感神经作用等副作用的问题依然存在。事实上，静脉注射氯胺酮可以迅速减轻严重难治性抑郁症患者的抑郁情绪，这是很有希望在临床开展的有效治疗方法。然而，氯胺酮的静脉给药是一项挑战，往往需要麻醉医师的专业指导，因此，有几项研究探讨了氯胺酮治疗抑郁症的替代给药途径。通过滴鼻给药途径对比氯胺酮与生理盐水的治疗效果后发现，滴鼻给药也可以有效改善患者的抑郁症状，但较静脉给药疗效持续时间短，耐受性良好，不失为将来的一种选择。

（2）美金刚

美金刚于2013年被美国食品及药物管理局批准用于治疗阿尔茨海默病，是一种选择性的低亲和力NMDA受体拮抗剂，已被评估为治疗重度抑郁症的一种药物。与氯胺酮不同，美金刚在临床研究中不产生快速或持续的抗抑郁作用。事实上，三项临床研究发现，每日服用美金刚（5～20 mg）在治疗重度抑郁症方面并不优于安慰剂。虽然氯胺酮和美金刚对NMDA受体具有相似的亲和力，但这些NMDA拮抗剂不产生类似的抗抑郁作用。

2. NMDA受体甘氨酸位点的部分激动剂

（1）GLYX-13

GLYX-13是一种四肽，用于治疗重度抑郁症，目的是产生快速的抗抑郁作用，而不会产生类似错觉的精神副作用。在一项由12个多中心招募的112名重度抑郁症患者组成的第二阶段临床研究中，GLYX-13在单次静脉注射（5.0～10.0 mg/kg；3～15分钟输注）后就产生了快速和持续的抗抑郁作用；最重要的是，没有产生错觉效应，且疗效持续到治疗后的第七天。最新的一项已公布结果的研究再次证实了GLYX-13显著的抗抑郁作用。目前仍有多项临床研究正在进行当中，GLYX-13的作用还有待进一步验证。

（2）D‑环丝氨酸

D‑环丝氨酸是一种广谱抗生素，本用于治疗结核病，但由于 D‑环丝氨酸在 NMDA 受体产生的药理作用，该药已被用于治疗耐药性重度抑郁症。2006 年，一项为期 6 周的双盲交叉研究对 D‑环丝氨酸（250 mg/d）辅助治疗的抗抑郁作用进行了评估，虽然 D‑环丝氨酸耐受性良好，不产生错觉效应，但 D‑环丝氨酸不能产生抗抑郁作用。但在另一项研究中，大剂量（高达 1000 mg/d）的 D‑环丝氨酸辅助治疗在治疗 6 周后产生了抗抑郁作用。从已有结果来看，仍需大量研究结果提供其抗抑郁作用的证据。

3. 褪黑激素 MT1、MT2 受体激动剂及 5-HT 2C 受体拮抗剂

昼夜节律在抑郁症的病因、表达和治疗中被认为是一个重要的因素。据观察，大多数患有重度抑郁症的患者在白天比晚上有更严重的症状。褪黑激素可调节体内的 5‑羟色胺能系统，改变昼夜节律、性行为、睡眠‑觉醒周期和神经内分泌效应，也会影响体内的多巴胺能系统、γ-氨基丁酸（GABA）能系统和胆碱能系统。阿戈美拉汀是一种合成的褪黑激素类似物，也是一种具有潜在抗抑郁作用的新药。在一项双盲随机临床研究中，238 名患者每天服用 25 mg 阿戈美拉汀，其疗效明显优于安慰剂。在 2018 年发表的对中国汉族重度抑郁症患者的临床对照研究结果显示，阿戈美拉汀和帕罗西汀治疗重度抑郁症的疗效相当。一项包括 13 项临床研究的大样本量 Meta 分析显示，阿戈美拉汀的疗效略高于安慰剂，并且与常用抗抑郁药物有相

似的疗效，发生性功能障碍、失眠和停药的风险相对较小，因此阿戈美拉汀可以作为部分抗抑郁药物的适当替代药物。

目前临床使用的一线抗抑郁药物主要为5-羟色胺再摄取抑制剂、5-羟色胺与去甲肾上腺素再摄取抑制剂、去甲肾上腺素能和特异性5-羟色胺能抗抑郁药。近年来，随着抑郁症基础研究的进步，研究人员在抑郁症神经生化机制方面进行探索，在疗效、起效时间、适应证等方面进行深入研究，同时从个体化治疗角度对药物的联合使用及选择做出进一步的探讨，相信未来会有更多新型药物进入临床。

第七章　特定人群的抑郁症

一、儿童青少年抑郁症

（一）儿童青少年抑郁症的特点

目前，抑郁症的发病年龄呈下降趋势，儿童青少年期抑郁症状和抑郁症的发病率正在迅速增加，呈现为隐蔽性、长期性和发展性的特点。国内外有关儿童青少年抑郁症的流行病学调查结果有所不同，美国研究者调查表明，大约有 15% 的儿童青少年有抑郁症状；意大利有 5%～10% 的儿童青少年有抑郁症状；中国儿童青少年抑郁症状流行率的合并值为 15.4%。一项只针对中国西部地区的调查表明，12 岁以下儿童抑郁的流行率高达 21.8%。此外，研究发现，在 10 岁以前抑郁症的男女患病比例相似，以后随着年龄的增加女性患病率逐渐增加，男女比例接近为 1∶2。

虽然儿童青少年抑郁症的临床表现和诊断特点与成年抑郁症相似，但儿童青少年抑郁症以烦躁为核心症状。由于情绪烦躁、情绪反应和波动性较大，或可能表现为躯体症状、饮食或睡眠障碍、逃学或其他各种行为问题而容易忽视了抑郁的存在，从而进一步导致学习障碍、药物滥用、品行障碍，甚至出现自残、自杀等问题。儿童青少年抑郁症在日常生活中存在较为普遍，但相对成年人而言，其语言表达能力与自我情感认识均较弱，因此往往不容易被识别，成为一种"隐匿性抑郁症"。如果不能被早期识别诊断，负性情绪不能及时得到缓解，则会进一步发展为成年期的抑郁症。

（二）儿童青少年抑郁症的治疗

儿童青少年抑郁症的治疗应遵循心理治疗与药物治疗并重的原则。心理治疗有助于改变患者认知，完善其人格，增强应对困难和挫折的能力，缓解抑郁症状，降低自杀率，减少社会功能损害。规范、系统的认知行为治疗和人际心理治疗对儿童青少年抑郁症有效，支持性心理治疗、家庭治疗也有一定的疗效。

目前还没有哪一种抗抑郁药物对儿童和青少年是绝对安全的。选择性5-羟色胺再摄取抑制剂类药物可用于儿童青少年抑郁症的治疗。舍曲林在国内外均有治疗儿童青少年抑郁症的适应证，适用于6岁以上的儿童。氟西汀和西酞普兰在国外儿童青少年抑郁症治疗中也是一线用药。但其他抗抑郁药物，如帕罗西汀、文拉法辛、米氮平等，均因对儿童青少年抑郁症的疗效和安全性缺乏充分证据，应慎用。用药应遵循小剂量开始的原则，缓慢增加至有效剂量。用药必须因人而异，尽可能减少和避免不良反应的发生。由于抗抑郁药物的使用与18岁以下儿童青少年的自杀行为（自杀企图和自杀观念）和敌意（如攻击性、对抗行为、易怒等）可能有关，故应告知监护人密切监测患者的自杀意念及自杀、冲动行为。

 二、老年抑郁症

（一）老年抑郁症的特点

老年抑郁症患者是指年龄在 55 岁或 60 岁以上的抑郁症患者，狭义的也可以是指首次起病年龄在 55 岁或 60 岁以上的抑郁症患者。在临床上常见为轻度抑郁，但危害性不容忽视，如不及时诊治，会造成生活质量下降、增加患心脑血管疾病风险和死亡风险等严重后果。老年抑郁症患者发作的临床症状常不太典型，与青壮年期抑郁症患者存在一些差别，以情绪焦虑、认知功能损害和躯体不适的主诉较为多见。

情感低落是抑郁症的核心症状，但半数以上的老年抑郁症患者常表现为焦虑和激越，紧张担心、坐立不安，有时躯体性焦虑会完全掩盖其抑郁症状。老年抑郁症患者大多存在一定程度认知功能（记忆力、计算力、理解和判断能力等）损害的表现，比较明显的为记忆力下降，必须与老年期痴呆相区别。患者不但对既往生活的热情、乐趣减退或丧失，越来越不愿意参加社交活动，甚至闭门独居、疏远亲友。老年抑郁症患者的自杀危险性比其他年龄组患者大得多，尤其在抑郁与躯体疾病共病的情况下，自杀的成功率较高。躯体不适的主诉较为多见，主要表现为：慢性疼痛；腹胀腹痛、恶心、嗳气、腹泻或便秘等消化系统症状；胸闷和心悸等心血管系统症状；面红、潮热出汗、手抖等自主神经系统功能紊乱。此外，大多数患者还会表现为睡眠障碍，如入睡困难，睡眠浅且易醒，早醒等。

（二）老年抑郁症的治疗

治疗老年抑郁症除了遵循抑郁症的一般治疗原则外，还要特别注意老年人本身的病理生理特征，定期监测老年患者躯体功能状况。治疗老年抑郁症首选选择性5-羟色胺再摄取抑制剂类药物，如舍曲林、草酸艾司西酞普兰等。此类药物疗效肯定，不良反应相对较少，老年患者较易耐受。5-羟色胺与去甲肾上腺素再摄取抑制剂类药物亦可用于老年抑郁症的治疗，如文拉法辛、度洛西汀，但要关注患者的血压情况及胃肠道不适症状。去甲肾上腺素能和特异性5-羟色胺能抗抑郁类药物，如米氮平可用于伴有失眠、焦虑症状的老年抑郁症患者。阿戈美拉汀可通过调节生物节律改善老年患者的抑郁情绪及睡眠状况，同时对认知功能改善也有较好的疗效。老年抑郁症患者抗抑郁药物起始使用剂量一般低于其他成年抑郁症患者，但滴定至有效剂量也是有必要的，停药时应逐渐递减，以免引起停药反应。由于老年人对药物的吸收、代谢、排泄能力较低，因此要注意药物蓄积作用。老年患者常伴有躯体疾病（如帕金森病、心脏病、高血压、糖尿病等），在治疗时要注意各种药物的相互影响。

 三、女性抑郁症

女性患抑郁症的概率是同年龄男性的两倍，美国大约每 4 名女性中就有 1 名在其一生中的某个时间段经历过该症状。女性抑郁症患者与男性抑郁症患者的症状表现略有不同，女性抑郁症患者可能会更早发生，持续时间更长，更容易再次发生，更可能与压力性生活事件相关联，并且对季节性变化更为敏感。女性在患有抑郁症后通常会责备自己，而男性则倾向于责怪他人。女性和男性尝试自我治疗的方式有所不同，女性会使用食物、购物、朋友和爱来自我治疗，而男性通常使用酒精、网络、运动进行自我治疗。虽然相对于男性，女性抑郁症患者的自杀率较低，但她们更有可能感到内疚并尝试自杀。

（一）经前期心境不良障碍

经前期心境不良障碍是指在经前反复发生的涉及躯体和精神（情感、行为）两方面的症候群，并且影响了女性的日常生活和工作。在 DSM-5 诊断系统中，经前期心境不良障碍被纳入"抑郁障碍"，是指女性在月经来潮前 1 周及月经期间，存在较为明显的情绪烦躁、易激惹等症状，且这些症状在月经来潮后几天逐渐减轻，在月经结束后 1 周内几乎消失。值得强调的是，50%～80%有周期性月经的女性经前有轻度情绪不佳，20%报告有严重的经前期情绪问题需要治疗。

由于经前心境恶劣障碍的临床表现多样化，严重性不一，因此不可能用一种治疗方法解决所有症状，临床医师必须设计个体化治疗方案以达到最大疗效。轻、中度的经前期心境不良障碍患者的治疗以非药物治疗为主，如情感支持，帮助患者调整心理状态，认识疾病和树立勇气及自信心，这种心理支持对相当一部分病人有效。目前，尚缺乏证据表明营养缺乏会引起经前期心境不良障碍。但是，不良的饮食习惯可以加重抑郁症状，如咖啡因能增加焦虑、紧张、抑郁及易激惹，因此，患者应避免或减少咖啡因的摄入。另外，运动、认知行为治疗、放松训练、生物反馈（反射学治疗）、光疗、调整睡眠周期法等在一定程度上对患者有不同疗效。经过非药物干预无效的患者和中重度患者可以采用药物治疗，如给予 SSRI 类药物，以改善患者的症状及生活质量。

（二）孕产期抑郁症

孕产期抑郁症是指女性在妊娠期或产后 4 周内出现抑郁情绪，严重的患者可出现精神病性症状。根据孕产期发生的时间不同可分为妊娠期抑郁症和产后抑郁症。

1. 妊娠期抑郁症

对绝大多数女性来说，怀孕期是一生中感觉最幸福的时期之一，然而事实上也有将近10%的女性在孕期会感觉到不同程度的抑郁情绪。也许正是因为人们都坚信怀孕对女性来讲是一种幸福，所以很多人都忽视了对孕期抑郁症的识别，而简单地把孕妇的不良情绪归结为一时的内分泌失调。如果没有得到充分重视和及时诊治，孕期抑郁症同样具有相当的危险性，它会使孕妇照料自己和胎儿的能力受到影响，导致一系列不良后果。

　　妊娠期抑郁症多在孕期的前 3 个月与后 3 个月发生。前 3 个月表现为早孕反应加重，并有食欲下降及睡眠习惯改变等；后 3 个月表现为持续加重的乏力、睡眠障碍及食欲下降，对胎儿健康及分娩过程产生过分的担忧与紧张。如果妊娠期出现抑郁症状，首先应判断抑郁症状的严重程度。如果抑郁程度较轻，应鼓励患者每天尽量多做一些会使自己感觉愉快的事情，保证每天有足够的时间和家人或朋友在一起，告诉他们自己的感受及对于未来的恐惧和担忧。只有当家人或朋友明白了患者的感受时，他们才能给予患者想要的帮助。当情绪不佳时，可以尝试深呼吸，适度运动，保证充分的睡眠。如果做了种种努力，情况仍不见好转，或者发现不能控制自己的情绪，不能胜任日常工作和生活，或者有伤害自己和他人的冲动，那就应该立即寻求医生的帮助。有的孕妇害怕去见精神科或心理科专家，认为这会使自己与精神病挂上钩，其实完全不必担心，应理智而客观地把积极就诊看作是保证自己和胎儿健康安全而采取的一项必要措施。

　　医生在面对妊娠期抑郁症的患者时，要权衡治疗和不治疗对母亲和胎儿可能造成的风险，向患者及其家属讲清楚抗抑郁药物治疗与不治疗的风险与获益，治疗方案必须尊重患者及家属的意愿来制订。目前，抗抑郁药物在孕期使用的风险与安全性尚无明确定论。通常抑郁程度较重或有严重自杀倾向的患者可以考虑使用抗抑郁药物，最常使用的抗抑郁药物为 SSRI 类，但应尽可能单一药物治疗。很多患者及其家人会担心妊娠期使用抗抑郁药物对胎儿发育、新生儿发育和长期发育所产生的影响。目前尚无相关报道证实孕期使用 SSRI 类药物会增加患儿心脏疾病和死亡的风险，但可增加早产和低体重风险。此外，SNRI 类药物可能与发生自然流产有关，孕晚期使用抗抑郁药物可能与产后出血有关。

2. 产后抑郁症

产后抑郁症容易发生在大多数女性身上，主要与她们产后身体的生理性变化有关，也与产妇的既往人格特征、产后适应不良、照顾婴儿过于疲劳、家庭关系不和谐、缺乏社会支持、家庭经济状况等有密切关联。产后抑郁症通常在产后 4 周内发作起病，其症状特征、病程和结局与其他抑郁症类型相似。产后抑郁症一旦发生，会严重影响产妇健康、产后母婴关系以及家庭婚姻关系，因此必须对产后女性早期及时给予关注。

相对于治疗而言，产后抑郁症的预防非常重要。心理因素对产后抑郁的发生有非常重要的作用，如果产妇做好平时生活方式和心理的调适，丈夫和家人要多给予理解、关心和支持，尽量避免和降低不良应激的影响，给予产妇好的环境，以确保产妇保持良好的心态。女性产后不要总是躺在床上睡觉，可以适当运动，保证一定的睡眠时间。要多与人交流沟通，不光跟家人，还有朋友。应尽可能母乳喂养，有研究显示，哺乳可以减少产后抑郁症发生的风险，对母亲和孩子都有积极作用。

即使患有产后抑郁症，也不要惊慌，应及时寻求医生的帮助。产后抑郁症的诊断与治疗原则和其他抑郁症一致，但医生必须考虑到乳汁对胎儿的影响及产妇体内激素、代谢的改变。轻度的产后抑郁症可以采用支持性心理治疗、人际心理治疗、认知行为治疗等方法。如果产后抑郁症程度较重，存在可能伤害自己或婴儿的危险想法或行为，则应及时予以药物治疗，其中SSRI类药物作为首选治疗药物。除氟西汀外，其他抗抑郁药物在乳汁中的浓度相对较低。

（三）围绝经期抑郁症

围绝经期抑郁症是指女性在围绝经期（通常指 50 岁左右至停经后 12 个月内的时期）发生的抑郁症。

1. 围绝经期好发抑郁的主要原因

围绝经期女性好发抑郁的主要原因包括生物、社会心理两个方面。

（1）生物因素

围绝经期女性卵巢功能下降，是正常的生理变化时期，在这一时期，女性性激素水平锐减或雌激素的高水平波动都可能是围绝经期抑郁发作的生物因素。另外，有既往抑郁症病史的女性，在围绝经期也很容易复发抑郁症。

（2）社会心理因素

围绝经期女性常面临退休后角色变化、子女结婚离家、夫妻感情变化、亲人丧失等问题，心理状态随之发生变化，这些往往也易导致围绝经期抑郁症的发生。

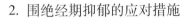

2. 围绝经期抑郁的应对措施

尽管围绝经期女性好发抑郁等情绪问题，但并不是每个人的抑郁都会演变为抑郁症。

保持乐观的生活态度、广泛培养兴趣、适当锻炼身体、多与家人或朋友倾诉、及时寻求医生的帮助，是非常重要的。

对于轻度围绝经期抑郁症患者，可给予认知行为治疗、家庭治疗、婚姻治疗、人际心理治疗等。

对于中重度围绝经期抑郁症患者，可考虑合并抗抑郁药物治疗，如 SSRI 类与 SNRI 类。

另外，可考虑性激素补充治疗及抗抑郁药联合性激素补充治疗方案。有报道显示，抗抑郁药联合性激素补充对围绝经期抑郁症的治疗效果明显，其联合用药的疗效优于单一用药的两倍。但是不支持单独使用性激素补充治疗重度抑郁。

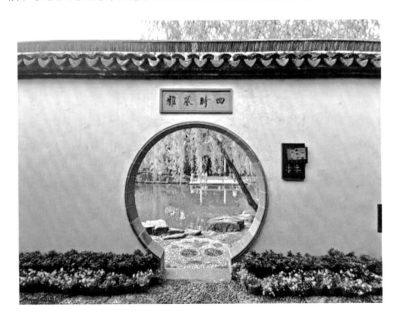

第八章　抑郁症诊治过程中
可能遇到的问题

 一、医患同盟的建立，非常重要

抑郁症的评估与治疗开始于与患者建立良好的关系，形成治疗联盟。无论选择哪种治疗形式，这种医患同盟的建立本身就可能起到一个积极的治疗作用，即使患者仅接受单一的药物治疗。建立良好治疗同盟是为了提高患者治疗的依从性。抑郁症患者往往动力不足，对疾病的康复过度悲观，很容易放弃治疗。有的患者虽然开始接受了药物治疗，但一旦出现药物不良反应、疗效不佳，就容易悲观失望、自行停药，甚至中断治疗。而这时，医生的专业水平会影响患者的依从性，经验丰富的医生应该对治疗中可能出现的问题早预见、早告知、早处理，医生对待患者认真细致的关注态度、恰当的沟通方式和沟通技巧，都能帮助患者增强信心，提高治疗的依从性。如针对药物的不良反应与疗效问题，医生应在药物治疗开始之前与患者充分讨论常见药物的不良反应，告知患者如何面对和正确克服不良反应；解释药物治疗起效的时间可能需要 2～4 周，即便在症状有所改善后仍要坚持服用药物；提醒患者在停药前一定要咨询专科医生。

此外，对家属的教育也需要予以关注。医生应让家属充分了解抑郁症的症状特点，学会识别复发后的早期症状和可能诱发加重的因素；并告知家属，一旦患者出现复发迹象，家属应和患者一同及早寻求专业治疗，让家属和医生一同帮助患者应对问题和困难。

 二、患者的自杀问题，不容忽视

抑郁症给患者带来无尽的痛苦，如失眠、早醒、食欲下降、工作效率大不如前、力不从心、自卑感、绝望感，严重的焦虑和浑身躯体不适症状等。在精神和躯体症状的折磨下，很多患者都感到生不如死，甚至有可能"毫无征兆"地突然自杀。这种情况最容易发生在凌晨抑郁情绪最为严重的时候，以老年人居多。而他们在自杀前可能经常会反复说："人活着真没意思！死了算了！"

其实，一般而言，极重度的抑郁症患者自杀风险较小，因为他们缺乏实施自杀的行动力，而经过药物治疗后，活力增强，想死的念头依然存在，这时反而很容易付诸行动，自杀成功。因此，对于经过治疗情绪好转的患者，切不可掉以轻心，应高度警惕其自杀行为的发生。

抑郁症患者一旦决定自杀，往往会有一套周密的计划，甚

至前期可能不止一次尝试过自杀。在此之前，有的患者会在网络、日记或和朋友交谈中反复暗示、交代后事，甚至提前写好遗书，我们千万不可大意、不以为然，以免错过了挽救他们生命的最后时机。

尽管医生和家属尽了最大的努力去预防患者自杀，但仍有很多患者会自我伤害。即使医生进行直接询问，做了充分详细的评估，但预测自杀行为的能力还是有限的。因此，在治疗抑郁症的过程中，对自杀问题要多次不断地询问和评估，因为症状的波动会导致自杀风险的波动。同时，要关注初期使用抗抑郁药物有可能会增加患者的自杀想法和自杀行为，所以在用药前应充分告知患者及其家属。

我国《精神卫生法》第三十条规定："精神障碍的住院治疗实行自愿原则。诊断结论、病情评估表明，就诊患者为严重精神障碍患者并有下列情形之一的，应当对其实施住院治疗：（一）已经发生伤害自身的行为，或者有伤害自身的危险的；（二）已经发生危害他人安全的行为，或者有危害他人安全的危险的。"所以，对具有自杀高危风险的患者，我们应建议其住院治疗。

 三、心病只需心药医？规范治疗最重要

抑郁症是发病率、复发率都相对比较高的一种精神心理疾病，对于抑郁症患者来说，除了给予药物治疗外，心理治疗的

确也是非常重要的。但是有很多患者及其家属却简单地认为"心病只需心药医"，甚至认为"药物治疗是没有用的，只要聊聊天、想开点就好了"，这种想法是不正确的。

心理治疗主要分为两大类：一般性的心理治疗，包括支持、鼓励、保证、疏导、解释、倾听等，其主要作用是减轻精神紧张，减轻心理应激，促进康复；特殊的心理治疗，包括认知行为疗法、精神动力治疗、家庭治疗等。

抑郁症患者的心理治疗，可以在某种程度上帮助患者减轻或缓解心理、社会应激的一些症状；改善正在接受的抗抑郁药物治疗，增加服药的依从性；最大限度地使患者达到心理社会功能和职业功能的康复；协同抗抑郁药物维持治疗，预防抑郁障碍复发。

心理治疗对于轻度抑郁症患者的疗效与抗抑郁药物的疗效相仿，但是对于中重度的抑郁症往往不能单独使用心理治疗，一定要在药物治疗的基础上联合使用。

 四、抑郁与睡眠问题

睡眠不足、失眠或白天过度嗜睡都有可能是抑郁症的表现症状之一，睡眠问题可能会诱发自杀等严重后果；睡眠问题也可能是抑郁症常见的残留症状，同时也是导致该疾病复发的危险因素，因此抑郁与睡眠问题之间的关系非常密切。多导睡眠图分析显示，抑郁症患者的睡眠连续性、睡眠深度、睡眠阶段分布均存在异常，包括睡眠连续性紊乱（睡眠潜伏期延长、入睡后清醒次数及总时间延长、晨间早醒）、深睡眠（慢波睡眠）减少，快动眼睡眠（rapid eyes movement，REM）睡眠脱抑制，包括 REM 潜伏期缩短及首个 REM 睡眠期的延长。因此，对于抑郁症患者的睡眠问题，首先还是应该针对抑郁症状的治疗，一旦抑郁症得到了有效治疗，睡眠问题也会相应得到改善。

但是，抗抑郁药物存在一个两难问题：虽然可以有效改善情绪，但有的药物也会使睡眠质量下降。因此，针对不同患者选择合适的抗抑郁药物非常重要。选择具有镇静作用的抗抑郁药物可以作为抑郁症患者伴有失眠的治疗，例如米氮平和曲唑酮都可以帮助患者入睡、改善睡眠结构，但需要注意的是，米氮平在低剂量（15 毫克及以下）时镇静作用更大，可是抗抑郁效果并不佳。因此，没有哪一种单一的抗抑郁药物能改善患者的睡眠问题，每种抗抑郁药物都具有各自的特征，需要根据每个患者的睡眠问题结合每种药物的特性来综合考虑。合适的药物不仅能改善患者的夜眠情况，还能同时改善白天的精力，促使患者全面恢复社会功能。

五、抑郁与焦虑、躯体化症状

每个抑郁症患者的症状表现可能都有所不同，有些抑郁症患者除了抑郁症状外，同时还夹杂着诸如紧张、忐忑不安、担心、害怕、怕自己失控或发生意外等，甚至可能出现一些回避行为，比如不敢独自外出、不敢一个人独处等；并且可能还会有一系列躯体不适症状，如疼痛、胃肠道不适、呼吸困难、心慌、头晕、尿频尿急、浑身出汗等，还常常会因为一些小的事情而大发脾气，因为过度的担心而注意力不集中、记忆力减退等。这种类型的抑郁症，称为"焦虑性抑郁"，占抑郁症患者的半数以上。

当抑郁与焦虑共存的时候，患者罹患躯体疾病的风险会增加，比如会导致患心脏疾病的危险性增加2倍，遭遇中风的概率增加3倍。因为这些躯体不适症状，患者可能会到综合性医院相关科室诊疗，如果接诊医生或患者均未关注到躯体症状背后的情绪问题，可能会导致病情迁延、资源消耗，甚至加剧医患矛盾。反过来，抑郁、焦虑与躯体化症状也可能会由于躯体疾病而产生，可能与躯体疾病并存。因此，我们要关注患者的情绪问题，不要忽视躯体症状背后是否存在情绪问题，对一些长期罹患慢性疾病或慢性失眠或家庭社会支持不佳的患者均应予以关注。

存在躯体化症状识别的要点：对躯体症状持续过度地焦虑、紧张，不恰当的思维，如有的患者可能会认为自己罹患了某种疾病等，躯体不适症状涉及多个系统，似乎浑身都不舒服，反复就诊，但相关检查结果也难以解释不适症状，并由此造成患者社会功能缺损，不能正常工作和生活。有的躯体化常伴有抑郁、焦虑症状，但多不典型，可以推荐使用PHQ-15、SSS（躯体化症状自评量表）等进行快速筛查与评估。

　　当抑郁症患者出现明显焦虑、伴有各种躯体症状的时候，患者自杀的危险性往往会增加。与不伴有焦虑症状的患者相比，焦虑性抑郁患者治疗起效所需要的时间更长，治疗期间不良反应出现的频率更高。对于此种类型的患者，我们要多考虑综合性治疗策略，即药物治疗联合心理治疗，必要时请精神心理科医生会诊或转诊。

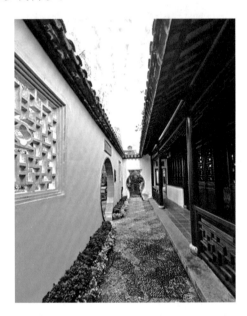

第九章　作为抑郁症患者的家属及朋友，我们应该做些什么？

　　看到关心的人受病痛折磨是很痛苦的，我们非常想帮忙，但不确定该怎么做。事实上，对于抑郁症患者来说，他们最需要的并不是马上得到一个解决问题的办法，而是和他们情绪的一种连接。如果我们要帮助一个人，最好、最重要的方法并不是把我们认为对的、好的东西强加给他，而是要了解他需要什么样的帮助。

　　首先，当一个好的聆听者是一个不错的选择。但是如果我们的朋友不想说话，或者我们不知道说什么，彼此的谈话就会中断，这时，我们可以尝试换用倾听的支持方式。通常，面对面的倾听能够给抑郁症患者极大的帮助，有利于鼓励患者说出自己的真实感受，这时我们只要倾听，而不需要做出任何评判。

　　生活中，我们时常会这样劝说患者："振作些，别再想那些糟糕的事情。""开心一点。""想开一点。"其实这样的谈话可能效果并不好，因为患者此刻的难受和痛苦一般人是无法体会的。如果需要开启谈话，记住，表达鼓励和期盼是一种有效的支持。如果患者愿意，可以鼓励其与信任的朋友和家人多聊聊天。如果身边有更多的人可以理解和关心患者，这对患者的情绪稳定有极大帮助。如果患者愿意，可以鼓励他寻求心理咨询师的帮助。对中重度的抑郁症，药物治疗和心理治疗相结合通常会有更好的效果。

抑郁症患者时常对治疗的积极性不高，需要有人督促他们按时服药并鼓励他们做一些力所能及的事情。在患者、家属及朋友、医生形成的"治疗联盟"中，家属及朋友是"观察者"的角色，要密切观察患者对治疗的反应，并把药物的疗效和副作用及时向医生汇报，以便医生有效调整治疗方案。我们还需要持续关注患者的服药、复诊情况，要防止患者擅自减药或停药。如果患者有自杀倾向，身边的家属及朋友还要做好安全防护。

社会环境对抑郁症影响很大。不善于交际的人容易患抑郁症，人际关系的缺乏可以导致或加重抑郁症，而真正患了抑郁症后又会进一步回避与人交往。因此，抑郁症患者非常需要社会支持，身边的家属及朋友应该主动提供社会支持。要知道，抑郁的人都是十分热爱生活的，而且有着强烈的求生欲望，只不过因为各种原因发生了病变。最让人担忧的是，当他们去求助身边的家人及朋友的时候，身边的人给予的却是不理解。我们曾听到过很多人这样评论抑郁症患者：矫情、装病、意志力不坚定、闲得慌、没事找事。其实，抑郁症患者的精神压力大到让他们窒息，喘不过气来，甚至到了自残的程度，他们一直在与疾病做斗争，如果还被误认为是意志不坚定，患者真的感觉到的是不被理解与绝望。请不要忽视抑郁症患者的感受，他们就是生病了，和正常人身体上生病是一样的，他们同样需要得到家属及朋友的理解和照护。

此外，作为家属及朋友，我们可以和患者一同管理抑郁情绪。首先我们要对抑郁症有一个正确的认识：只要接受规范的诊治，抑郁症是可以被治愈的。在此基础上，我们可以陪伴他们一同散散步；通过一起整理过去生活中美好的照片来让他们感觉到自己有多么的重要；可以和他们一同制订一个康复计划；等等。但是，需要注意的是，我们也要认识到我们自己的能力是有限的，只有当我们自己处于最佳状态时，才能更好地帮助到对方。所以，作为抑郁症患者的家属及朋友，一定要首先管理好自己的情绪。

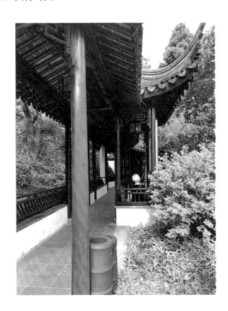

第十章　生活方式医学与抑郁症

生活方式医学是循证医学的一个分支，旨在通过全面改变生活方式（包括营养、体育活动、压力管理、社交互动和环境接触等方面）来积极应对慢性疾病的各种深层次原因，从而达到预防、治疗和逆转慢性疾病发展的目的。生活方式医学的干预手段有：健康风险评估检查、健康行为改变咨询、生活方式改进措施的临床应用。生活方式医学通常是结合药物治疗和其他形式的治疗一起加以运用。尽管生活方式医学是对慢性病的一种辅助治疗形式，但是其优势在于能够最大限度地对公共卫生学与传统临床医学进行整合。自从美国于 1999 年首次提出"生活方式医学"以来，这一概念在世界上得到迅速推广。越来越多的科学研究证实，生活方式医学不仅可以帮助我们预防疾病，而且还可以治疗相当多的慢性疾病，甚至包括某些类型的癌症等。

在过去的 30 年里，抑郁症的患病率迅速增加。抑郁症给个人和社会经济带来沉重的负担，人们迫切需要明确抑郁症的多种风险因素，以便加以防控。有证据表明，在临床上服用抗抑郁药的患者中只有约一半其抑郁症状显著减轻，而且服用抗抑郁药会产生不少副作用，其中包括体重增加、糖尿病风险增加和性功能障碍等。此外，心理疗法（例如认知行为疗法）也仅对抑郁症患者产生小到中等强度的疗效。尽管研究证实多种生活方式因素与抑郁症的发病有关，但是目前药物治疗和心理疗法仍然是抑郁症的一线治疗方法，人们对生活方式医学在抑郁症防治中的作用仍然重视不够。实际上，生活方式医学不仅使公共健康和临床治疗之间建立了重要联系，而且也为防治抑郁症提供了重要的辅助手段。

虽然现代社会借助科技和医学进步使人们的预期寿命大大延长，但是多种现代生活方式也对我们的心理健康产生了不少负面影响。人们的生活方式变得久坐不动、饮食不健康、睡眠不足、压力较大、滥用药物、社会竞争激烈、与家庭成员接触变少，这些不良生活方式有可能损害人们的身心健康。在此，我们不禁要问：生活方式问题究竟如何影响我们的身心健康呢？

在本章中，我们将对生活方式医学防治抑郁症进行深入探讨，包括饮食营养、运动、娱乐、睡眠、社交互动、冥想以及其他环境因素等。尽管我们提倡合理使用药物和心理学干预等医疗技术，但是鉴于抑郁症病因的复杂性，我们应积极鼓励人们采用抑郁症的综合治疗方法，并认识到科学地改变生活方式应该是抑郁症防治的重要组成部分。

一、饮食调理与抑郁症

毋庸置疑，人体是高度进化的复杂有机体，需要高品质的食物来源。毫不夸张地说，我们吃的食物"成就了我们自身"（We are what we eat）。在理想情况下，我们吃的每一口食物都应该具有卓越的品质，以帮助我们增强活力、建构和修复我们的机体。为了维持我们的心理健康，大脑每天都需要优质的食物，尤其是优质的脂肪。大脑中富含的脂肪对维持其庞大的神经网络的运行至关重要！令人遗憾的是，我们所吃的大多数脂肪都远不能胜任这项工作。

西方社会的饮食习惯普遍属于高热量、饱和脂肪和精制糖的饮食模式。实际上，目前营养缺乏的高热量食物约占美国成年人日常饮食摄入总量的30%。有证据表明，采用西方饮食模式的人在5年内抑郁症的发病风险增加，而采用全营养食物饮食模式的人则风险降低。西班牙的一项研究表明，在约4年时间内坚持地中海饮食模式可以显著降低抑郁症的发病风险。而值得一提的是，目前还没有证据表明，罹患抑郁症会导致病人选择不良的饮食模式。

饮食模式对情绪障碍的几个关键生物学过程（包括脑可塑性、压力反应、线粒体功能、全身性炎症和氧化应激）都会产生重要影响。通常，抑郁症患者表现出以促炎细胞因子水平升高和急性期蛋白反应改变为特征的全身性炎症反应。研究表明，血清高敏感性C反应蛋白（hs-CRP）可以作为全身性炎症的生物标志物，而体内较高水平的 hs-CRP 是抑郁症的一个独立性风险因素。西方饮食模式与体内全身性炎症增加有密切关系，而营养全面的饮食则除了提供蛋白质和必需脂肪酸外，还提供许多对大脑功能至关重要的微量营养素，包括 B 族维生素、锌、镁、维生素 C 和多种植物性化合物（例如类黄酮等）。

（一）有利于防治抑郁症的几种饮食模式

目前，我们推荐将饮食干预作为一种重要的辅助手段来防治抑郁症。此外，饮食对抑郁症患者中经常发生的诸如心血管疾病和代谢紊乱等共病也有重大影响。现在，让我们来介绍几种对防治抑郁症有益的饮食模式吧。

1. 地中海饮食

地中海饮食是预防抑郁症的"明星"饮食模式。典型的地中海饮食模式以包括特级初榨橄榄油、新鲜水果和蔬菜、鱼和全谷物等为特色。新鲜水果和蔬菜以及特级初榨橄榄油中的高抗氧化剂和多酚，是其预防抑郁症的"硬核"成分。地中海饮食帮助人们应对各种压力的功效，可能主要归功于新鲜水果和蔬菜富含的抗氧化剂。特级初榨橄榄油中所含的多酚成分能刺激大脑产生一些神经营养类物质，包括脑源性生长因子（BDNF）和神经生长因子（NGF），从而对大脑产生强的保护作用。地中海饮食模式还有另一个重要组成部分，那就是其还涉及丰富的社交生活。目前认为，所有增加社会生活丰富度的饮食模式都会促使大脑神经营养物质的产生，对儿童尤其如此。

2. 高血压防治计划（dietary approaches to stop hypertension，DASH）饮食

从字面上讲，DASH饮食是指一种防治高血压的饮食方法。和地中海饮食类似，DASH饮食包括新鲜水果和蔬菜、坚果、豆类、全谷物、富含矿物质的食物和膳食纤维。重要的是，这是一种低钠饮食，原本旨在通过饮食干预来帮助降低血压。最近的研究发现，坚持DASH饮食的人患抑郁症的风险降低了约11%。所以，DASH饮食不仅有利于控制血压，还有可能对防治抑郁症有好处。

3. 低血糖生成指数（glycemic index，GI）的饮食

糖和碳水化合物对人们的心理健康可能具有负面影响。血糖生成指数（GI）是衡量一种食物中的碳水化合物与葡萄糖相比，转化为葡萄糖的速率和能力的指标。它所反映的是人体进食后机体血糖生成的应答状况。GI值越高，表示摄入的碳水化合物越接近葡萄糖，可引起血糖和胰岛素分泌的大幅波动，容易引发肥胖。GI值越低，血糖和胰岛素的波动幅度则相对平缓，有利于健康体重的维持。通常，低GI的饮食含有丰富的蔬菜、水果和谷类纤维。反之，高GI的饮食通常水果、蔬菜和膳食纤维含量较低。研究发现，低GI的饮食可以降低患抑郁症的风险，而高GI的饮食与较高的抑郁症风险有关。

也许我们无法全盘接受上述饮食模式，但我们至少可以选择其中对身心健康有益的食物。接下来，我们将探讨饮食中各种食物对心理健康的影响（有益或有害）。让我们先从好吃的

有益心理健康的食物开始吧!

(二) 有益身心健康的食物

1. 鱼

科研人员对鱼类摄入量的大型流行病学调查研究发现,经常吃鱼的人比很少吃鱼的人患抑郁症的风险降低了约 17%。值得一提的是,鱼类(特别是鱼油)防治抑郁症的功效可能归功于其富含二十碳五烯酸(EPA)和二十二碳六烯酸(DHA)等 ω-3 脂肪酸。

2. 特级初榨橄榄油

特级初榨橄榄油是地中海饮食模式中当之无愧的"明星"食物!特级初榨橄榄油中富含的抗氧化剂通过抑制单胺氧化酶,有可能提升脑内血清素的含量。橄榄油中富含的羟基酪醇则能帮助大脑海马体恢复胰岛素敏感性,而抑郁症发病与大脑海马体的胰岛素敏感性降低有关。

3. 洋甘菊

洋甘菊是原产于欧洲的一种菊科植物。通常,洋甘菊是一种可以帮助我们休息和放松的花茶饮品,洋甘菊精油也是非常流行的保健制品。研究表明,洋甘菊不仅能够帮助睡眠,抗炎镇痛,还具有温和的抗抑郁活性。洋甘菊富含抗氧化剂类黄酮和木犀草素。这些化合物可以抑制我们的大脑海马体在抑郁症发病时的炎症反应。此外,木犀草素还存在于芹菜、青椒、欧芹和紫苏叶(在韩国尤其受欢迎)等食物中。

4. 枸杞

数百年来，枸杞一直被传统中医认为具有改善身心健康的功效。如今，枸杞在养生人群中方兴未艾。研究发现，枸杞具有调节免疫功能、抗癌、抗衰老和保护脑的功效。枸杞中富含的枸杞多糖被认为具有治疗多种疾病的功效。在动物模型的研究中，枸杞多糖可以促进大脑海马体的神经发生，有助于保护大脑海马体，从而发挥抗抑郁的疗效。

5. 茶

饮茶对人们的心理健康可能有好处。研究表明，每天喝3杯茶可以将患抑郁症的风险降低37%。这个效果听起来好得令人难以置信。绿茶中含有茶多酚，其主要成分为表没食子儿茶素没食子酸酯（EGCG）。EGCG也能促进大脑海马体的神经发生，从而发挥抗抑郁的疗效。

6. 藏红花

藏红花是一种较昂贵的香料。有研究将藏红花和抗抑郁药氟西汀在临床上的抗抑郁效果做了直接比较，结果表明，藏红花甚至能与氟西汀的抗抑郁效果相媲美。有趣的是，即使是闻一闻藏红花的香气，女性患者的压力激素水平也会明显下降，焦虑的症状也会有显著缓解。所以，当您焦虑或抑郁时，不妨闻一闻藏红花的香气！

7. 石榴

据动物模型的研究结果，石榴可能具有抗抑郁作用，甚或与某些抗抑郁药物相媲美。石榴富含抗氧化剂鞣花酸。在动物模型中，鞣花酸被发现可以增加脑源性神经营养因子（BDNF），从而对大脑海马体产生神经保护作用，发挥抗抑郁的疗效。鞣花酸的其他食物来源有树莓、草莓、核桃、黑莓、山核桃和小红莓等。

8. 蓝莓

蓝莓富含抗氧化剂，能够抑制大脑中一氧化氮的过量产生，而一氧化氮是一种与抑郁有关的气体分子。此外，人们发现食用蓝莓也可以刺激大脑海马体的神经发生，从而发挥抗抑郁效果。

9. 山竹

山竹是一种产于东南亚的美味水果。相关动物模型的研究发现，山竹提取物不仅可以使脑内血清素和去甲肾上腺素的含量恢复正常，还能缓解大脑海马体的氧化应激反应，从而发挥神经保护的作用。

10. 灵芝和猴头菇

灵芝和猴头菇是两种著名的具有神经保护功效的蘑菇。相关动物模型的研究发现，灵芝和猴头菇具有抗抑郁活性，其作用方式似乎与抗抑郁药物类似，它们能够刺激 BDNF 的合成，从而保护大脑。

11. 芝麻、葵花籽、南瓜子等种子

由于血清素不能透过血脑屏障，所以从食物中获得的血清素不能进入脑中。而脑内合成血清素的前体物质色氨酸却能够透过血脑屏障进入脑中。研究显示，饮食中缺少色氨酸的人会变得烦躁不安或情绪抑郁。饮食中如果富含蛋白质，就会竞争性抑制食物中的色氨酸进入大脑，而高碳水化合物低蛋白质的饮食，则能促进食物中的色氨酸进入大脑。理论上，食物中色氨酸与蛋白质的比值越高，就越有利于色氨酸进入大脑。像芝麻、葵花籽、南瓜子一类的种子就符合上述要求。研究表明，受试者在食用南瓜子后 1 小时内，其社交焦虑行为会明显改善。

12. 薰衣草

研究发现，连续 2 周吸入薰衣草气味的疗法可以显著降低女性患产后抑郁症的风险。薰衣草中的某些化合物能够抑制单胺氧化酶，从而提升体内血清素的水平。此外，薰衣草也能改善抑郁症诱发的大脑海马体的炎症反应，从而保护大脑。

在介绍完对防治抑郁症可能有好处的美味食物后，在接下来的这一部分中，我们还将介绍一些看似好吃但可能对我们的身心健康有害的食物种类。我们想强调的是：如果人们偶尔食用这些食物，可能对健康并无大碍；但是，如果把这些食物作为一个人的主要饮食组成部分经常食用，就可能会对人们的身心健康产生负面影响。

（三）有害身心健康的食物

1. 烘烤和油炸的"垃圾食品"

通常，这类加工食品都含有反式脂肪酸。反式脂肪酸是通过加热液态油，在氢的存在下，使其变成固体。如果食物成分表明确标明该食物含有部分氢化油，那么就能作为其可能含有反式脂肪酸的证据。反式脂肪酸的大量摄入可能会提高人体内低密度脂蛋白的水平。含有反式脂肪酸的食物包括人造奶油、蛋糕、馅饼、糕点、饼干和油炸食品等。反式脂肪酸不仅对心血管具有负面影响，而且对大脑功能和精神健康也有明显的损害。从机制上讲，反式脂肪酸能够整合到细胞膜中，从而破坏细胞膜的功能，而大脑的运作依赖于细胞膜的正常功能。反式脂肪酸增加罹患抑郁症的风险，可能源于其对神经系统的负面影响。

2. 红肉

目前来看，红肉的消费还是一个有争议的话题。从心理健康的角度来说，红肉的低摄入和高摄入可能都会增加罹患抑郁或焦虑的风险。据报道，每天食用70克以上的红肉就会增加抑郁和焦虑的风险。而摄入红肉能增加患抑郁症风险的一个可能原因是，肉类含有的高水平的 ω-6 脂肪酸可能促进炎症。但令人惊讶的是，每天食用不足28克的红肉也同样会使抑郁和焦虑的发病风险增加1倍。究其原因，食草动物的肉含有的 ω-3 脂肪酸水平可能更高些，而这种脂肪酸可以预防抑郁症。综合来看，我们推荐每周吃3到4份手掌大小的瘦肉，以保持我们最佳的心理健康状态。

3. 加工肉制品

香肠、热狗、火腿和培根等加工肉制品往往含有硝酸盐或亚硝酸盐，经常食用这些食品的人罹患结直肠癌的风险增加。这引起了人们对加工肉制品的担忧。最近发现，食用加工肉制品对精神健康也有影响。在食用加工肉制品的人中，躁狂症的

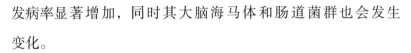

发病率显著增加，同时其大脑海马体和肠道菌群也会发生变化。

4. 纯素食饮食

纯素食饮食可能包含大量富含抗氧化剂的水果和蔬菜，正如我们上文提到的，水果和蔬菜对抑郁症有非常好的防治功效。然而，纯素食饮食可能缺乏许多已知的有益于精神健康的营养素。研究发现，纯素食者更容易患抑郁症，这可能与该饮食模式缺乏不少营养素有关，如缺乏维生素 B_{12} 和 ω-3 脂肪酸。如果能够注意补偿纯素食饮食中营养素的不足，那么该饮食模式中高的水果和蔬菜含量有可能发挥其抗抑郁的功效。如果纯素食饮食的人由于各种原因忽视了营养素的补充，那么纯素食饮食可能会增加患抑郁症的风险。

5. 糖和精制碳水化合物

说到摄入高糖对人体的负面影响，我们想到的是其对牙齿的损害、体重增加、血压问题和糖尿病等。除了饮食中的糖分外，其他许多食品（如精制碳水化合物）也能迅速提高血糖。前文提到的血糖生成指数（GI）是一个有用的指标，可以帮助我们了解食物进入人体后转化为葡萄糖的快慢。

有观点认为，一个人可能因为感到抑郁而摄入了过量的糖分。然而，事实正好相反，高糖摄入本身就能引发抑郁。英国的研究发现，在 5 年中每天两罐含糖饮料的消费（或等量的糖）导致抑郁症患者的数量显著增加！美国的研究发现，经常饮用含糖饮料可能会增加老年人患抑郁症的风险。此外，患有糖尿病的人患抑郁症的风险是正常人的 2 倍之多！糖尿病和抑郁症在病理基础上有很多相似之处，例如，抑郁症患者在大脑海马体的新陈代谢方面也表现胰岛素抵抗等问题。大脑海马体高度依赖于胰岛素及其受体来帮助它适应、修复和神经发生。由于高糖摄入而导致身体产生胰岛素抵抗，大脑海马体就会变得功能失调，从而使人容易患上抑郁症等情绪障碍疾病。

6. 人工甜味剂

越来越多的人意识到摄入高糖对于身心健康有诸多坏处，许多人可能会去主动选择人工甜味剂（例如阿斯巴甜）来取代真正的糖。然而，事实是，摄入人工甜味剂对我们心理健康的危害可能比摄入糖还要大些。食用人工甜味剂与抑郁、焦虑、偏头痛和情绪低落都有关联。研究表明，人工甜味剂似乎会破坏脑内神经递质（如血清素和多巴胺）的新陈代谢，还会增加体内压力激素的水平。

7. 饱和脂肪酸

在食品工业中，广泛用于饼干等烘焙产品加工的棕榈油含有大量饱和脂肪酸，主要为棕榈酸等。研究表明，摄入饱和脂肪酸含量高的食物可能与情绪障碍（包括抑郁症）有关。人们发现，饱和脂肪酸（如棕榈酸）的过量摄入导致脑内 BDNF 的合成减少，可能是其导致抑郁的原因之一。如前所述，BDNF 是一种神经营养蛋白，对大脑海马体的健康至关重要。

8. 低脂饮食

考虑到肥胖对心理健康和抑郁的负面影响，有一种观点认为，低脂饮食可能是未来的发展方向。然而，事实可能并不那么简单。研究表明，低胆固醇有可能是低脂肪饮食引发抑郁的危险因素之一。如前所述，大脑中富含脂肪，需要高质量的脂肪来维持神经网络的高效运作。大脑的良好营养需要多种脂肪，包括胆固醇、单不饱和脂肪酸以及 ω-3 和 ω-6 脂肪酸。如果低脂饮食中缺少此类脂肪，就会对人们的心理健康产生负面影响。

（四）营养补充剂与抑郁症

在当今社会，有不少人将市面上形形色色的营养补充剂视为一大类"非处方药"。他们认为营养补充剂是真正的药品，有治疗各种疾病的功效。当然，也有不少人将营养补充剂看成是纯粹骗人钱财的商品，吃了不会有什么保健功效（当然也不会对健康有害处）。另外，还有些人把服用各种营养补充剂视为给自己购买的额外"保险"，盲目地认为它们对健康有益，尤其认为营养补充剂有提高免疫力等功效。目前，针对营养补充剂的研究大多仅限于临床前的动物研究和小型临床研究，关于营养补充剂的许多问题尚不清楚。一般认为，抑郁症（或任何身心健康问题）患者在服用营养补充剂之前必须征求医学专家和营养师的建议。特别需要注意的是，消费者服用营养补充剂时不得超过生产厂家建议的产品剂量。

接下来，我们将对市面上常见的营养补充剂在防治抑郁症中的可能作用进行简介。

1. ω-3 脂肪酸

饮食中的ω-3 脂肪酸（如 DHA 和 EPA）对身心健康的好处，正变得越来越为人们所熟知。ω-3 脂肪酸具有抗炎活性，可以帮助人们预防抑郁症。研究表明，ω-3 脂肪酸可以保护大脑，如海马体、杏仁核和皮质，所有这些区域都与抑郁症有关。DHA 可以刺激海马体中新的神经元的生成（即神经发生），对海马体的健康至关重要。这些结果表明，ω-3 脂肪酸作为营养补充剂对防治抑郁症可能是有益的。

2. 维生素 D

如果抑郁症病人体内缺乏维生素 D，那么通过补充维生素 D 来改善这种维生素 D 缺乏是有益的。对体内并不缺乏维生素 D 的人来说，补充维生素 D 是否有额外的好处，目前人们还不完全了解。有一种理论认为，维生素 D 具有抗炎作用，同时也能调节钙的吸收。鉴于抑郁症患者经常发生系统性炎症以及体内钙稳态的失调，补充维生素 D 似乎对防治抑郁症有多重好处，尤其是对维生素 D 缺乏的抑郁症患者来说。

3. 镁

据报道，抑郁症患者血液中的镁含量较正常人低。因此，食用富含镁的食物，如坚果、绿叶蔬菜、种子和全谷物，可能对预防抑郁症有益。当今世界，人们可能普遍存在镁摄入量不足的问题。举个例子，大约58%的英国人镁的摄入量远远低于推荐摄入量。鉴于酒精会使人体内的镁通过肾脏流失增加 2 倍之多，所以酗酒会导致体内镁缺乏加剧。研究表明，镁有助于减轻压力对大脑海马体的负面影响，还能缓解抑郁症患者的系统性炎症以及睡眠不足等症状。

4. 叶酸

研究表明，叶酸缺乏一直与抑郁症相关。临床观察发现，现有的抗抑郁药物对大约50%的抑郁症患者没有效果，而补充叶酸可以改善抗抑郁药物对抑郁症患者的疗效。这些结果提示，同时补充叶酸可能与抗抑郁药物产生协同作用。鉴于体内叶酸的重要作用是辅助脑内神经递质血清素和多巴胺的生物合成，叶酸与抗抑郁药物合并使用或许能对抑郁症患者产生较好的疗效，尤其是针对难治性抑郁症患者。

5. 姜黄素

姜黄素是香料姜黄中的一种成分，具有抗炎抗氧化的功效。在传统医学中，姜黄素一直被用于抑郁症和焦虑症的治疗。研究发现，姜黄素可以抑制单胺氧化酶，有助于提升脑内血清素和多巴胺的水平。此外，姜黄素可以促进脑内 BDNF 的表达，有助于大脑海马体的神经发生，尤其是对缓解压力对海马体神经发生的负面影响有好处。

6. 牛磺酸

牛磺酸是大脑中最常见的氨基酸之一。在动物模型中，牛磺酸可通过保护大脑海马体表现出抗抑郁活性。此外，牛磺酸可以促进大脑海马体的神经发生，还有助于减轻压力对大脑的损害。

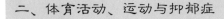二、体育活动、运动与抑郁症

现代生活方式减少了人们体育活动以及运动（锻炼）的时间。流行病学研究表明，充足的体育活动与较少的抑郁症状相关，而不足的体育活动是导致抑郁症的危险因素之一。对儿童来说，充足的体育活动与成年后患抑郁症的风险降低相关。对成人来说，充足的体育活动能降低患抑郁症的风险。对老年人来说，体育活动同样能降低患抑郁症的风险。

除了一般的体育活动外，运动（锻炼）也能有效改善人的情绪。运动是一种相对便宜和安全的干预措施，并且可以提供多种健康益处。研究显示，在运动后 10 分钟和 30 分钟，所有强度的运动都能有效缓解抑郁症，而且不管运动是自我选择还是被动决定，其对促进病人幸福感的效果是一样好的。运动除了能对神经内分泌系统产生明显的有益作用外，还可以提高个体的自我效能感和自尊心（这是抑郁症患者的重要心理问题）。此外，运动还可以通过增加社交参与度和改善自身形象来产生其他有益的效果。与普通人群相比，抑郁症患者罹患 2 型糖尿病、代谢综合征以及心血管疾病的风险比一般人群要高。在一般人群中，体育活动和运动是预防心血管疾病的关键因素，对抑郁症患者而言也是如此。

尽管运动可以改善抑郁症患者的抑郁症状，但是运动不是万能药，并且可能并不适用于所有人。因此，我们需要选择合适的患者进行正确的治疗，或者说我们需要了解哪些病人最有

可能在运动抗抑郁方面受益。为此，我们还需要了解运动抗抑郁作用的潜在预测因素和调节因素。研究显示，体内 BDNF 水平和身体质量指数（BMI）较高的人与 BDNF 和 BMI 较低的人相比，前者运动抗抑郁的效果较好些。

另外，人们有什么办法能帮助抑郁症患者更积极地参加体育活动或运动呢？首先，我们应该设法让运动成为抑郁症患者最愉快的体验，促使患者产生自主运动的强烈动机。其次，鉴于高强度的运动对减轻抑郁症状有更大的效果，我们应着重考虑运动强度级别的选择。再次，我们建议根据患者的状态和个人目标进行指导，由医生撰写运动的处方，并得到专业运动教练的建议或监督。研究表明，由训练有素的专业运动教练提供监督，是防止抑郁症患者退出运动疗法的有效办法之一。最后，我们应该鼓励抑郁症患者与朋友或家人一起运动，这会促使抑郁症患者坚持运动并提高运动疗法的成功率。总之，在运动抗抑郁疗法过程中，患者的自主动机起着核心作用，社会支持也至关重要，而专业运动教练的监督可以促使患者坚持运动治疗。

瑜伽练习是结合"正念"（mindfulness）要素的一种新兴的运动形式。最近的研究显示，瑜伽练习比常规护理具有更好的抗抑郁效果，而与有氧运动相比则效果有限。瑜伽练习除了会带来生理的益处外，"正念"成分还可以减轻思维反刍。思维反刍（rumination）是指患者反复在脑中回想负性经历，导致抑郁情绪的加重，这在抑郁症中很常见。尽管瑜伽运动越来越流行，但我们还是需要考虑其安全性问题，尤其是一些过度拉伸颈部的动作。因此，人们应在合格的瑜伽教练的指导下谨慎练习瑜伽。

那么，我们如何解释运动的抗抑郁作用呢？运动的抗抑郁作用有没有物质基础呢？

研究表明，一种名为PGC-1α的重要蛋白质介导了运动给身体带来的益处。在运动过程中和运动后，人体内都会产生大量的PGC-1α。打个比喻，线粒体是我们所有细胞的"发电厂"，负责细胞的能量供应，而PGC-1α具有促进线粒体生物生成的作用。运动提高肌肉中PGC-1α的水平，使其能够显著增加能量供应，从而改善肌肉耐力。运动还会提高大脑（尤其是海马体）的PGC-1α，增加大脑能量供应，从而保护海马体免受压力影响。大脑的重量仅占人体总重量的2%，但是每天消耗我们总能量的20%。当能量供应不足或缺氧时，大脑会变得极其脆弱。大脑的皮质和海马体对能量供应不足特别敏感。运动通过诱导脑内的PGC-1α合成促进线粒体的生物生成，还可以通过促进神经发生来保护大脑海马体。

在抑郁症患者体内，血清中炎症（例如IL-6和IL-1β）和氧化应激的生物标志物水平升高。此外，抑郁症患者的BDNF水平也有所下降。然而，运动能够促进抗炎和抗氧化酶的表达增加，还可以使BDNF的水平升高，从而保护大脑海马体。

最近，科学家在人的大脑中发现了一个类淋巴系统。它的功能是将营养物质带入大脑，然后从大脑中清除废物。人们认为在抑郁症患者中，海马体周围的类淋巴系统可能功能不足。充足的睡眠可以改善类淋巴系统的活动，运动似乎也可以起到类似效果。

综上，运动可能通过多种生物学途径来发挥抗抑郁的功效。运动可以通过提高脑内 BDNF 和 PGC-1α 的水平来保护海马体。运动有助于将新的必需营养素带入大脑，并通过类淋巴系统清除废物。运动还能调节体内 HPA 轴并使压力激素皮质醇的水平正常化。总之，对防治抑郁症来说，运动可能真的是一种既便宜又安全的"灵丹妙药"！

三、酒精、烟草和咖啡因的管理与抑郁症

流行病学调查发现，在患有酒精依赖的人中，抑郁症和焦虑症的终生风险增加了 2～3 倍。研究发现，如果某人罹患酒精依赖或抑郁症的两者之一，则其患另一种疾病的风险就会加倍。研究还显示，如果一个人在青春期及青年期大量饮酒，那么他（她）之后发生抑郁症的风险就会显著增加。幸运的是，患者在戒酒后很短的时间内，情绪的低落就会大大地缓解。

吸烟可能也是抑郁症发生的潜在危险因素之一。如果一个人在青春期及青年期吸烟，那么他（她）之后发生抑郁症的风险也会增加。在未吸烟者中，二手烟的暴露与抑郁症发病率呈正相关。研究表明，吸烟会加剧体内炎症反应并引起氧化应激。如上所述，炎症和氧化应激都能加剧抑郁症。有趣的是，有一种理论认为吸烟可能是一种自我药物治疗，可减轻患者焦

虑不安的症状。

现代社会中，含大量咖啡因的能量饮料越来越受人们的欢迎，咖啡因与情绪障碍的联系受到研究者的关注。咖啡因是一种常见的精神活性物质，会急剧增强人的注意力、机敏性、认知和情绪。由于咖啡因具有通过激活去甲肾上腺素和多巴胺途径来提升情绪的能力，所以人们，尤其是情绪低落的人倾向于大量摄入咖啡因。研究表明，与每周喝 1 杯咖啡或更少的人相比，每天喝 2 到 3 杯咖啡的美国妇女（平均年龄 63 岁）患抑郁症的风险降低了。而每天喝 4 杯咖啡以上的人，这种效果甚至稍强一些。此外，哈佛大学的研究表明，每天至少喝 2 杯咖啡的人的自杀风险只有不喝咖啡者的一半，而每天至少喝 6 杯咖啡的人的自杀风险降低了 80% 之多。此外，有证据支持喝不含咖啡因的咖啡与抑郁风险无关。咖啡因可以调节腺苷系统，而有迹象表明，抑郁症患者的腺苷系统失调。然而，每天至少喝 8 杯咖啡的人自杀的风险反而提高了。究其原因，大量使用咖啡因的人有可能会失眠，而这反过来又可能增加患抑郁症或者自杀的风险。还有，有证据表明，焦虑症患者也要避免饮用含咖啡因的饮料。因此，总的来说，适量饮用咖啡可能对预防抑郁症是有好处的。

四、睡眠与抑郁症

众所周知，每晚睡个好觉对保持人的身心健康至关重要。失眠是抑郁症的常见症状，并且失眠与抑郁症之间存在很强的因果关系。但是，失眠与抑郁症有可能是交互影响的，也就是说失眠会增加患抑郁症的风险，反之抑郁症会增加患失眠的风险。

针对睡眠障碍和抑郁症，当前的治疗策略主要基于睡眠卫生技术和认知行为疗法，并给病人合理使用催眠药或抗抑郁药。另外，调整生活方式因素（例如久坐不动、饮食不健康、咖啡因和酒精）也可以通过解决与睡眠障碍有关的因素来改善睡眠质量。研究表明，体育活动增加、BMI 值减小和咖啡因消耗量降低可能与睡眠质量改善有关。然而，人们尚未发现戒烟或戒酒对改善睡眠有显著影响。

 五、冥想与抑郁症

冥想可能在改善情绪和防治抑郁症中有好处。冥想作为西方的行为干预手段是由 Kabat-Zinn 率先提出的，其培训计划称为"正念减压"。通常，"正念"被定义为以一种特定的方式（即有意识、在当下、不评判）来集中注意力。"正念减压"的训练设计有 8～10 周的计划，其中包括：正念冥想练习；正念意识，例如在瑜伽练习中；在日常情况和社交互动中的正念训练。"正念减压"之类的冥想练习可以较容易地融入人们的生活，并且只需要基础培训即可。

神经影像学研究已表明，定期冥想会引起大脑结构和功能的显著变化，例如前额叶皮质（PFC）和岛叶皮质厚度增加、PFC 氧合血红蛋白增加以及外周血中血清素的水平升高。脑电图（EEG）研究表明，冥想期间大脑脑电的 α 波和 θ 波的活性显著增加。正念冥想训练可以较好地改善抑郁症的症状。需要注意的是，通常很难确定到底哪种冥想形式更适合于抑郁症的防治。

 ## 六、其他生活方式元素与抑郁症

能够影响一个人身心健康的外部因素可以归类为环境接触（如漫步在大自然中、接触噪声、空气和水污染、化学物质暴露）和社会接触（如与家人、朋友和亲戚的社交互动以及与宠物的亲密关系等）。目前有一些证据表明，环境接触和社会接触与抑郁症有着千丝万缕的联系。

（一）社交互动

一个人生活的社会环境也会对心理健康产生明显的影响。在家人、朋友和亲戚间建立积极的、支持性的、亲密的人际关系，对一个人的身心健康十分有益。社交互动能够满足（或破坏）一个人的基本心理需求，可用来解释其对抑郁症的正面和负面影响。

（二）娱乐活动

寻求"工作—休息—娱乐"的动态平衡可能是应对抑郁症的一个重要生活方式改变。虽然支持娱乐活动防治抑郁症的相关证据还不是很多，但可以认为娱乐活动对防治抑郁症有些好处。娱乐活动提供了一个体验快乐、使思想远离"思维反刍"和烦恼的机会，并且可以提供有利于社交互动的外部环境。澳大利亚和美国的研究发现，参加有组织的娱乐活动的人的心理健康状况更好，更能适应现代生活的压力，同时抑郁情绪也显著减少。

（三）音乐

纵观人类历史，人们一直用音乐来抒发各种各样的情感。研究发现，巴洛克的古典音乐可能是最有益于人们心理健康的音乐。而莫扎特的音乐也是维护人们心理健康的理想音乐，它对人类心理健康产生的积极影响经常被称为"莫扎特效应"。研究发现，合唱可以增加抑郁症患者的幸福感。除了音乐带来的好处外，合唱还可能提供精神刺激、呼吸练习和社交互动。

（四）舞蹈

舞蹈结合了音乐、运动和社交互动。研究表明，在老年人中，跳舞可以增加体内血液中 BDNF 的水平，从而保护大脑。此外，参加探戈舞蹈课程培训可以帮助减少抑郁症状。特别是结合中国国情，在不扰民的前提下，如果在中老年人群中推广广场舞可能对防治抑郁症有较好的效果。

（五）漫步自然

理论上，充分接触大自然可能会给一个人的整体健康提供不少好处。森林、山谷和山区的自然环境（如果蝴蝶、鸟类和植物种类繁多就更好了），似乎比修剪整齐的城市公园更有利于人们的精神健康。人们普遍认为，在阳光明媚时自我感觉会更好。更多的阳光照射有可能减轻抑郁症状。动物模型的研究发现，长期接触空气污染的小鼠表现出更多的抑郁样行为，并且对空间学习和记忆的能力有损害。但是，空气污染与抑郁症之间的关系有待于深入研究。

（六）宠物疗法

人类通常与动物尤其是宠物有密切的关系，这种关系在理论上可以减轻抑郁情绪。一项研究表明，宠物疗法对 21 名痴呆症、抑郁症和精神病老年患者的情绪和生活质量具有有益的提升作用。人们养宠物可以带来身体上的爱抚和爱与被爱的感受，也有助于维持日常活动，还可以带来责任感和更多的户外活动。

 七、小结

我们应在长期可持续性的背景下充分考虑到上述生活方式因素，来制订个性化的治疗方案，并逐步实施生活方式医学在防治抑郁症中的应用。

关于具体的饮食建议，除了摄入足够的全营养食物（如绿叶蔬菜、豆类、全麦、瘦肉和鱼）外，还建议人们减少加工食品、糖和精制碳水化合物以及反式脂肪酸的摄入。

关于推荐的运动量和类型，鉴于运动抗抑郁具有剂量依赖性，定期进行中等强度的运动会产生更积极的疗效。

由于饮酒会对抑郁症的防治产生潜在影响，因此，在临床上，重点应该放在区分和控制有问题的饮酒。

戒烟也应成为临床护理的常规组成部分，并在适当时为病人提供戒烟干预措施。

调节昼夜节律和改善睡眠质量，在患有情感障碍的人中也特别重要。

其他生活方式目标包括强调社交互动的重要性以及宠物治疗的积极作用。

迄今为止，尽管还没有将有关生活方式医学纳入抑郁症的防治指南，但是生活方式医学作为重要的辅助治疗手段，结合药物治疗和心理学技术，对于防治抑郁症应该可以产生更好的效果。

第十一章 帕金森病合并抑郁症

帕金森病（Parkinson's disease，PD）是一种常见于老年人的神经系统退行性疾病，发病率仅次于阿尔茨海默病。目前，全球帕金森病患者约有 500 万人，预计到 2030 年，全球帕金森病患者将达 900 万人。中国流行病学结局显示，≥65 岁人群的帕金森病患病率为 1.7%，接近国际水平。当下的中国正在逐步进入老龄化社会，临床上帕金森病患者的人数已有 250 万～300 万，约占全球患者的一半，预计每年新增帕金森病患者近 20 万人。预计到 2030 年，我国将有 500 万名帕金森病患者。帕金森病的主要生理病理特征为中脑黑质致密部的多巴胺能神经元进行性和不可逆的变性死亡，导致纹状体多巴胺释放减少。主要临床表现为少动、震颤、强直、姿势平衡障碍等运动症状。除了常见的运动障碍外，一些非运动症状也给患者带来很大的痛苦，包括嗅觉减退、睡眠障碍、自主神经障碍、疲劳、疼痛、抑郁和焦虑症状等。

一、帕金森病合并抑郁症的临床表现

抑郁是帕金森病最常见的非运动症状之一，患病率从 27%
到 76% 不等。抑郁可以出现在帕金森病病程各期，甚至在运动
症状出现前就已经出现。帕金森病合并抑郁的发病机制尚不明
确，主要包括内源性生物学因素和外源性心理因素。既往研究
表明，抑郁的发病与脑内某些神经环路功能障碍有关。此外，
帕金森病是属于进行性发展的变性疾病，目前无治愈方法，该
疾病的这一特点导致患者容易产生无望感和沮丧。随着疾病的
进展，运动功能障碍逐渐加重、社会功能减退、适应能力下降
等均会导致抑郁的发生。抑郁的一些表现，如面部表情少、失
眠、食欲减退、疲劳感，与帕金森病症状存在一些重叠，同时
某些患者存在认知障碍（思维缓慢、记忆力减退、注意力减
退、执行功能障碍），难以配合检查，所以可能会出现帕金森
病患者抑郁的识别困难，导致发现率和诊断率偏低，延误患者
的治疗。目前提倡一种比较具有包容性的诊断方法，即不论这
些症状产生的原因，当评价这些症状符合抑郁症状的时候，均
可视为抑郁的表现。那么如何初步判断帕金森病患者出现抑郁
呢？目前推荐使用汉密尔顿抑郁量表 17 项、Beck 抑郁量表进
行帕金森病抑郁筛选。

帕金森病抑郁程度不一，可以为重度抑郁、中度抑郁、轻
度抑郁或是心境恶劣等。主要表现为持久的情绪低落、注意力
集中困难，工作和生活兴趣丧失、睡眠障碍、冷漠、悲观、缺

乏幽默感，自杀念头、焦虑、敏感。与普通人群的抑郁相比较，帕金森病抑郁患者较少出现负疚感和无价值感，但更频繁地出现做事情优柔寡断的情况。有严重认知障碍、女性、早发性帕金森病及帕金森病诊断前有抑郁症病史者更容易出现抑郁。抑郁既可以表现为"关"期抑郁，也可能与运动症状无明确相关性。在帕金森病的不同临床阶段，运动症状常常掩盖抑郁症状。常表现为持久的情绪低落、淡漠，注意力集中困难，工作和生活兴趣丧失、睡眠障碍、缺乏幽默感。烦躁不安及易怒，对未来悲观，适应力差，自罪，自卑，羞耻感相对少见。该病有两个高峰：1）疾病初期。疾病的前驱症状，非运动症状起病，容易被误诊为抑郁症，一旦出现运动症状，疑诊帕金森病，心理即负担加重，抑郁亦加重，心理因素占主导。2）疾病晚期。晚期患者出现运动波动，抑郁更易与"开—关"现象伴随。

二、帕金森病合并抑郁症的治疗

抑郁不仅会导致帕金森病患者更严重的认知障碍和运动问题，而且还会增加患者的死亡风险，迫使患者更早退出工作，严重影响患者及他们的照料者的生活质量，增加社会负担。因此，要及时发现、及时治疗。目前，帕金森病合并抑郁的治疗方法包括药物治疗和非药物治疗。

（一）抗抑郁药物治疗

抗抑郁药物治疗为帕金森病伴抑郁常用的治疗方法之一，包括选择性5-羟色胺再摄取抑制剂、5-羟色胺与去甲肾上腺素再摄取抑制剂和三环抗抑郁药等。

1. 选择性5-羟色胺再摄取抑制剂类抗抑郁药（如舍曲林等）和5-羟色胺与去甲肾上腺素再摄取抑制剂类抗抑郁药（如文拉法辛等）对帕金森病合并抑郁均有确切疗效。

2. 三环类抗抑郁药

如地昔帕明和去甲阿米替林，可以改善帕金森病抑郁症状，可用于帕金森病抑郁治疗，但须密切观察有无认知功能下降、体位性低血压以及心律失常的不良反应。

3. 普拉克索

有研究认为，普拉克索可能通过直接激活皮质-额叶以及边缘系统的D3受体发挥抗抑郁作用。既往的对照临床研究应用多巴胺受体激动剂普拉克索进行疗效观察，发现该药可以降低帕金森病患者的抑郁评分，改善抑郁症状。因其具有确切的抗帕金森病抑郁作用，故推荐普拉克索可用于帕金森病抑郁治疗，以改善抑郁症状，减少合并用药。但是有多巴胺受体激动剂剂量增加可能会引发幻觉的报道。故在使用多巴胺受体激动剂时必须确定抑郁症状是否与运动症状波动或治疗不足有关，如果存在这种情况，可先根据经验优化多巴胺治疗。在优化治疗后，如果患者的抑郁症状仍无法缓解，应加用其他抗抑郁药物。

4. 单胺氧化-B 抑制剂司来吉兰

司来吉兰也可用于帕金森病合并抑郁的治疗。国内外多项研究显示，单胺氧化酶抑制剂司来吉兰、雷沙吉兰能改善帕金森病伴抑郁患者的抑郁症状，对于不伴有精神病性症状的患者可以适量应用，应注意监测患者的精神病性症状。但不应与选择性 5 -羟色胺再摄取抑制剂类药品合用，因为可能会诱发 5 -羟色胺综合征。

阿米替林对帕金森病抑郁的有效性证据不足，且有可能加重锥体外系症状，须谨慎使用，一般不推荐使用。

（二）非药物治疗

除药物治疗外，非药物治疗也在帕金森病合并抑郁的治疗中发挥重要作用。

1. 重复性经颅磁刺激

重复性经颅磁刺激是一种非侵入性神经刺激方法，利用线圈产生磁场和电流，进而影响特定皮质区域内的神经元，诱导大脑皮层兴奋性增强或抑制性变化，具有一定的抗抑郁作用。研究表明，在左背外侧前额叶皮层进行重复性经颅磁刺激治疗后，帕金森病患者的抑郁得到了改善。几项不同设计和质量的研究表明，重复性经颅磁刺激是一种有希望的替代疗法，可试用于治疗对抗抑郁药物有抵抗的帕金森病伴抑郁患者。

2. 认知行为疗法

认知行为疗法是一种以技能为基础的方法，其重点是改变对情绪有负面影响的不适应行为、信念和思维模式，是治疗抑郁的有效方法。有大量证据表明，对于帕金森病伴抑郁患者，认知行为疗法是有效的。

　　抑郁是帕金森病患者最常见的精神障碍之一，会导致患者认知功能损害、运动功能及日常生活能力的下降，严重影响患者的生活质量，导致致残率及病死率增加。因此，患者及其家属和医生必须予以重视，做到及早发现、及时治疗。

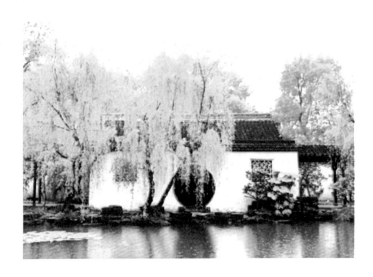

第十二章　肌张力障碍合并抑郁症

　　肌张力障碍是一种主动肌与拮抗肌收缩不协调或过度收缩引起的以异常动作和姿势性障碍为特征的运动障碍疾病。根据症状分布可分为局灶型、节段型、多灶型、偏身型及全身型肌张力障碍。根据病因可分为原发性肌张力障碍、肌张力障碍叠加综合征、遗传性肌张力障碍及继发性肌张力障碍。

　　近年来，随着对运动障碍疾病的深入研究和了解，人们越来越认识到睡眠障碍、疼痛及情绪障碍这些非运动症状对肌张力障碍患者的影响。肌张力障碍患者精神疾病的发病率明显高于健康对照组及其他形式的慢性疾病，其中以抑郁、焦虑最为常见，大约25%的肌张力障碍患者会出现抑郁症。局灶型和全身型肌张力障碍患者抑郁和焦虑的终生患病率在12%～71%。

　　肌张力障碍虽为非致死性疾病，但其对患者的个人形象带来了较大的影响，妨碍了患者的正常交际，因此给患者的工作和生活造成了较大影响。一项对眼睑痉挛及痉挛性斜颈患者的生活质量调查研究发现，患者的生活质量受到了明显影响。研究发现，随着疾病病程的进展以及症状的逐渐加重，肌张力障碍患者的生活和工作能力进一步下降，其精神压力也会逐渐增大，伴随而来的有烦躁、入睡困难、对生活及工作失去信心等。部分研究发现，病程及临床疾病的严重程度与患者的抑郁评分呈正相关，这提示随着病程及疾病的进展，患者的抑郁程度在逐渐加重。

对于多数人来说，即使是轻度的躯体形态异常也会对心理健康、人际关系和社交互动产生深远的影响，而多数患者在接受治疗前存在明显的姿势异常，调查发现患者容貌的改变、自尊受损、生活质量的下降是抑郁的主要原因。肌张力障碍所累积的身体部位和婚姻状况对抑郁症也有显著影响，且多灶型、节段型肌张力障碍患者的抑郁程度高于局灶型及全身型肌张力障碍患者。而就受影响的身体部位而言，颈部受累患者的自评抑郁程度最高。在患者的抑郁自评中，一个重要特征就是以消极的自我形象为中心。

临床上，根据患者的临床特征、体征等，肌张力障碍的诊断较明确，但患者伴随的抑郁、焦虑等情绪障碍往往被忽视，由此造成临床症状与负面情绪的恶性循环，这就要求我们在临床工作中在治疗运动症状的同时，要关注患者的心理健康，必要时采用药物干预治疗。

第十三章　认知障碍合并抑郁症

　　认知是个体对客观世界的信息加工，包括感觉、知觉、注意、学习、记忆、思维和语言等方面。认知功能由多个认知域组成，包括定向力、注意、记忆、计算、分析、理解、判断、执行功能等。认知障碍即指由于各种原因导致的不同程度的认知功能受损，如记忆障碍、定向力障碍、执行障碍、计算障碍等。严重的认知障碍称为痴呆，是一种以获得性认知功能缺损为核心，并导致患者日常生活、社会交往和工作能力明显减退的综合征。患者的认知功能损害涉及记忆、学习、定向、理解、判断、计算、语言、视空间等功能以及分析与解决问题等能力，在病程某一阶段常伴有精神、行为和人格异常。痴呆根据是否为变性病分为变性病痴呆和非变性病痴呆，前者主要包括阿尔茨海默病、路易体痴呆、帕金森病合并痴呆、额颞叶痴呆等；后者包括血管性痴呆、正常压力性脑积水、其他疾病如颅脑损伤、感染、免疫、肿瘤、中毒和代谢性疾病等引起的痴呆。阿尔茨海默病及血管性痴呆为老年人群中最常见的痴呆类型。

　　认知障碍伴发的精神障碍是其症状之一，包括幻觉、妄想、偏执、猜疑、无故尖叫、无目的徘徊、情绪焦虑或抑郁、安静不下来、淡漠、易发脾气、冲动伤人、行为有失检点等一系列症状。患者可以同时出现多种精神行为症状，也可以只表现一种。痴呆精神行为症状常见于认知障碍的中期和晚期，但在疾病的早期也可出现焦虑、抑郁等症状，大多程度较轻，因此在早期基本很难发现。抑郁症状为常见的精神障碍之一，患者表现为情绪低落、易紧张、敏感、有时多疑、坐立不安、反复去卫生间大小便，对自己记忆力不好有很多担心，甚至有消极的想法或行为。这些症状通常出现在疾病早期，甚至比记忆障碍的症状更明显。因此，有时会被误诊为老年期抑郁症。

 一、认知障碍合并抑郁的临床表现

对于老年人抑郁症与认知障碍的因果关系，目前并无定论，尤其在疾病的前期，两者往往共同存在。老年抑郁症与老年认知损害互为危险因素。老年抑郁症患者中约有60%的人存在认知损害，即使抑郁症状改善，其认知损害也持续存在。同时，痴呆患者的临床表现中也有抑郁的表现，甚至可以在痴呆的临床前期出现。在轻度认知障碍的老年人群中，抑郁的发生率可达15.7%～44.3%。老年抑郁症是老年人痴呆的风险因素。研究表明，抑郁症状是认知障碍（包括血管性痴呆与阿尔茨海默病）的独立风险因素，抑郁反复发作增加痴呆的发病风险，每次复发使痴呆风险增高 14%，≥2 次抑郁发作的患者痴呆风险倍增。老年人情绪障碍特别是抑郁可以造成认知障碍的假象，也可以加重认知损害，还可以是认知损害和痴呆的症状之一。阿尔茨海默病的神经退行性病变更容易引起抑郁症。尤其是痴呆患者在早期自知力完整，其异常的神经精神功能表现导致老年患者出现抑郁等情感症状。

认知功能损害是抑郁症患者的核心症状之一，可出现于抑郁起病前、急性发作期及缓解期。抑郁症的认知损害主要表现为执行功能、注意、记忆和信息加工速度等四个方面的功能受损。

执行功能受损主要表现为认知灵活性下降，转换及反应抑制能力受损，决策及任务管理能力下降，或表现为拖延倾向，缺乏自信。患者常描述称："我犹豫不决，难做决定。"

注意功能受损主要表现为难以集中注意力，和（或）难以维持注意力。患者常描述称："我看不了书。""我工作时总是走神。"

记忆受损主要表现为短期记忆受损，明显健忘。患者常描述称："我什么都记不住。"伴精神症状的患者，其词语记忆成绩明显低于不伴精神症状的患者。

信息加工速度减慢主要表现为自感大脑混沌不清，反应减慢。患者常描述称："感觉脑子被堵住了。""反应慢，跟不上别人的思路。"

抑郁症患者还存在明显的情绪面孔知觉障碍。抑郁症患者在奖励、惩罚的认知上普遍存在障碍，他们对于负性的反馈会产生更大的反应。

老年抑郁与认知障碍存在共同的危险因素，如脑血管病、甲状腺功能低下、躯体疾病等，其共同的可能致病机制有 β - 淀粉样蛋白增多、糖皮质激素增多、脑源性神经营养因子（BDNF）调节紊乱、炎性因子激活、氧化应激反应、海马体萎缩等。最新研究表明，脑淀粉样蛋白沉积可能会影响老年人抑郁症状和认知能力的关系。抑郁症状和阿尔茨海默病（AD）的病理改变可能是老年人认知能力下降的警示信号。来自美国麻省总医院的研究人员在一项研究中报道，认知健康老年人的抑郁症症状与脑淀粉样蛋白（AD 的生物学标记）一起可能会随着时间的推移引发记忆和思维的变化。根据大脑淀粉样蛋白的正电子发射断层扫描（PET）成像测量，他们发现，在 2 到 7 年内，抑郁症状恶化和认知能力下降之间有着显著的联系，认知能力下降受阿尔茨海默病病理改变的影响。同时他们还发现，并非所有有抑郁症状和皮质淀粉样蛋白的老年人都会出现认知障碍，大脑新陈代谢、海马体的体积、tau 蛋白介导的神经退行性变、高血压、皮质醇增多症和炎症，可能也影响抑郁症状和认知的关系。所以抑郁症状是多因素的，实际上可能与淀粉样蛋白和相关过程协同作用，随着时间的推移影响老年人的认知。

二、认知障碍合并抑郁的治疗

（一）抑郁症状为主，认知障碍不明显的患者

药物治疗采用抗抑郁药物为主，如选择性5-羟色胺再摄取抑制剂（SSRIs）、5-羟色胺和去甲肾上腺素再摄取抑制剂（SNRIs）、去甲肾上腺素和特异性5-羟色胺能抗抑郁药（NaSSA）等药物。传统的三环类、四环类抗抑郁药和单胺氧化酶抑制剂由于不良反应较大或与老年患者的其他用药相互作用明显，相对使用较少。非药物治疗方式包括物理治疗如无抽搐电休克治疗（modified electric convulsive therapy，MECT）与经颅磁刺激，还包括心理治疗如认知行为治疗、人际关系心理治疗、问题解决心理治疗等。

（二）认知障碍为主，抑郁症状不明显的患者

同样分为药物治疗与非药物治疗。由于认知障碍包括阿尔茨海默病、血管性认知障碍、额颞叶痴呆、路易体痴呆等各种具体的疾病，不同认知障碍的药物治疗与非药物治疗方式有所不同。另外，针对认知障碍所处的严重阶段、是否合并严重精神行为问题、合并的躯体疾病，需采用个性化的药物治疗与非药物治疗方案。

（三）抑郁症诊断明确，患者的认知损害较突出

对于这类患者，仍以抗抑郁治疗为主，目标为首先控制患者低落、消极或焦虑紧张的情绪，但由于患者同时存在认知损害，抗抑郁的药物治疗与非药物治疗方案均需考虑这一重要的因素。有研究显示，某些抗抑郁药如帕罗西汀、三环或四环类药物对认知功能有一定恶化作用，故而慎用于这类患者。无抽搐电休克治疗（MECT）也由于可能短暂加重认知损害而慎用。心理治疗同样需要注意选择对认知损害与抑郁同时有帮助的方法，如问题解决心理治疗等。

（四）神经认知障碍诊断明确，同时伴有抑郁症状

对于这类患者的抑郁症状，会作为痴呆的精神行为症状处理，要注意与神经认知障碍常出现的淡漠症状相鉴别。原则上是神经认知障碍的处理作为治疗的基础，同时对症治疗患者的情绪症状。

有研究显示，常用的阿尔茨海默病治疗药物胆碱酯酶抑制剂，如多奈哌齐、利斯的明，能减少伴有抑郁症状的老年轻度认知功能损害（MCI）患者向痴呆的转化率，但对无抑郁的老年轻度认知功能损害患者并无此作用。抑郁症状的治疗同上述患者情况类似，抗抑郁治疗要选择对认知功能影响少的干预方式。

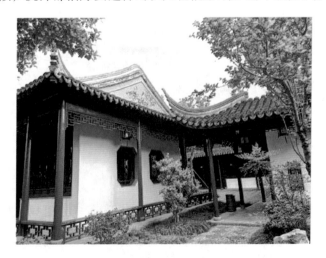

第十四章 脑卒中合并抑郁症

 一、脑卒中与抑郁

脑卒中是在世界范围内普遍流行的一种疾病。随着人口老龄化程度的不断加剧，脑卒中成为严重威胁人类健康的一类疾病，其高致残率影响患者生活质量，不仅给卒中患者带来痛苦，也给家庭及社会带来沉重的负担。卒中后抑郁（post-stroke depression，PSD）是卒中后常见且可治疗的并发症之一，如果医生和患者陪伴者未能及时发现和治疗，将会影响卒中后患者神经功能的恢复和社会功能的恢复。近二十年来，临床医生逐渐开始对卒中后抑郁予以重视，观察脑卒中后抑郁的发生率和相关因素，并探讨各种治疗方式。

最近的流行病学资料显示，PSD 在卒中后 5 年内的综合发生率为 31%。PSD 可以发生在卒中急性期（<1 个月）、中期（1~6 个月）和恢复期（>6 个月），发生率分别为 33%、33% 和 34%。大量研究发现，PSD 与卒中的不良预后密切相关，不仅可以导致住院时间延长，神经功能恢复障碍，独立生活能力更加丧失，甚至可以导致病死率升高。因此，早期识别、准确

111

诊断和及时治疗具有十分重要的临床意义。

2017 年，*Stroke* 和《脑血管疾病杂志》分别发表了《卒中后抑郁 美国心脏协会/美国卒中协会对医疗卫生专业人员发表的科学声明》，这是美国心脏协会（American Heart Association，AHA）、美国卒中协会（American Stroke Association，ASA）针对卒中后抑郁发布的首份声明，写作组成员由美国心脏协会卒中委员会的科学声明监督委员会和美国心脏协会手稿监督委员会任命，负责与其专业领域相关的主题，进行适当的文献回顾，并参考已发表的临床和流行病学研究、临床和公共卫生指南、权威声明和专家意见。这份多学科声明提供了对卒中后抑郁流行病学、病理生理学、转归、管理以及预防方面当前证据的全面回顾，指出了现有知识的不足，并提供了对临床实践的意义。为了促进国内神经科领域对卒中后抑郁加强关注，普及卒中后抑郁的临床规范化诊疗，中国医师协会神经内科医师分会神经心理与情感障碍专业委员会组织国内神经科及心理科、精神科部分专家就上述问题展开讨论，并结合目前国内外已有的研究证据，就卒中后抑郁的临床诊疗相关原则达成共识，出版了《卒中后抑郁临床实践的中国专家共识》。

 二、卒中后抑郁的定义

卒中后抑郁（post-stroke depression，PSD）是指发生于卒中后，表现出卒中症状以外的一系列以情绪低落、兴趣缺失为主要特征的情感障碍综合征，常伴有躯体症状。根据疾病分类学，卒中后抑郁为抑郁的一种特殊类型，目前尚没有明确的概念和诊断标准。《疾病及有关保健问题的国际分类》第 10 版（ICD-10）把卒中后抑郁归入"器质性精神障碍"，美国《精神障碍诊断与统计手册》第 5 版（DSM-5）把其归入"由于其他躯体疾病所致抑郁障碍"，《中国精神障碍分类及诊断标准》（CCMD-3）把其归入"脑血管病所致精神障碍"。同时，卒中后抑郁对卒中二级预防的影响很大，与卒中患者的不良预后密切相关，如因增加不良生活方式（吸烟、酗酒）、降低卒中后二级预防治疗的依从性，增加心脑血管事件的复发；促进高血压、糖尿病的发生和恶化；直接增加患者的认知功能损害、妨碍日常活动和康复锻炼；增加患者病死率，其 10 年病死率为无抑郁卒中患者的 3～4 倍，且增加患者自杀的风险。因此，早期筛查、准确诊断和及时治疗意义重大。

 三、卒中后抑郁的临床表现和特点

卒中后抑郁的临床表现多种多样，一般分为核心症状和非核心症状。

（一）卒中后抑郁的核心症状

1. 大部分时间内总是感到不开心、闷闷不乐，甚至痛苦。

2. 兴趣及愉快感减退或丧失，对平时所爱好、有兴趣的活动或事情不能像以往一样愿意去做并从中获得愉悦。

3. 易疲劳或精力减退, 每天大部分时间都感到生活枯燥无意义, 感到度日如年; 经常想到活在世上没有什么意义甚至生不如死; 严重者有自杀的倾向。

（二）卒中后抑郁的非核心症状（包括生理症状和其他症状）

1. 体重减轻、食欲减退或亢进。

2. 入睡困难、眠浅多梦、易惊醒和早醒、不明原因的疼痛、性欲减退等。

3. 精神运动性迟滞或伴紧张不安、焦虑和运动性激越等。

4. 自我评价降低, 自责, 自罪, 内疚, 可达妄想程度。

5. 无价值感, 反复出现想死的念头, 企图自杀和自伤。

6. 缺乏决断力、犹豫不决, 注意力下降, 联想困难, 或自觉思考能力显著下降。

（三）卒中后抑郁的临床特点

1. 患者一般并不主动叙述或掩饰自己情绪的不良体验, 而多以失眠、疼痛、消化道症状、流泪、遗忘等躯体症状为主诉。

2. 有些表现为依从性差, 导致卒中症状加重或经久不愈。

3. 卒中后抑郁患者常伴随一定的认知功能损害, 可表现为执行功能减退、记忆力下降、注意力不集中等。

4. 卒中后抑郁患者的抑郁症状多为轻中度抑郁, 常伴发焦虑或者躯体化症状。

5. 卒中导致的肢体活动不利及较长时间输液治疗掩盖了兴趣减退导致的活动减少。

6. 卒中后抑郁患者多表现为言语沟通能力差、言语减少。

由于不少卒中后抑郁患者症状轻或语言交流障碍如运动性失语、感觉性失语或混合性失语等言语不利导致其言语沟通能力差、言语减少，所以医生在诊疗过程中的"察言观色"尤为重要。医师应仔细观察患者的言谈举止和面部表情，以觉察患者内心的情感活动。如果发现患者愁眉苦脸、叹息，流露出悲观、自责和绝望等表情，即使患者口头上未明确有情绪低落、兴趣减退等明显的抑郁症状，也应高度警惕其为卒中后抑郁患者。可以从患者的性格是否改变、是否如常尝试交流、睡眠是否较生病前有节律或质量的明显改变等方面入手观察，要考虑有可能的抑郁症状，要投入更多的时间和耐心与患者及陪同照护人员交谈，并对照使用抑郁症状评估量表、失语患者情绪量表进行评估，以免漏诊或误诊，必要时转诊精神科进行专科诊断和治疗。

 四、卒中后抑郁的影像学改变及可能机制

（一）影像学改变

卒中后抑郁与卒中病灶部位的相关性自始至终都是研究和争论的热点。多数研究认为，人类左侧大脑半球与抑郁症状的发生明显相关，并提出左额叶和基底节区域的损伤是卒中后抑郁发生的关键部位，病灶距离额极越近，卒中后抑郁的发病率越高，抑郁症状越严重。一项以磁共振成像为基础的中国患者的队列研究发现，卒中后抑郁患者额颞叶和内囊区梗死发生率更高，但是左右两侧大脑半球并无差异。卒中后脑损害的病灶大小和数量与卒中后抑郁的发生率和严重性相关。丘脑、基底节及深部白质的慢性腔梗病灶的累及相对单个病灶来说是更为重要的卒中后抑郁预测因子。Robinson RG 团队多年来对卒中后抑郁研究发现，通过抗抑郁治疗，患有左侧大脑病变的无痴呆患者的认知功能得到改善；而对右半球引起的卒中后情绪如淡漠等常见障碍，抗抑郁药治疗可以明显改善这种疾病。该团队还发现，成功的抗抑郁治疗可能会减少患者的卒中后易激惹性和攻击性。而该团队在研究卒中偏瘫的病觉缺失感时出现了一个非常复杂和多方面的现象，其行为表现形式的变化往往会在概念定义和诊断程序中产生不确定性。尽管在过去的30年中已经开发出许多问卷和诊断方法来评估卒中后的失语症，但它们通常受到视力不足或对特定缺陷关注不足的限制，流行病学的评估差异会比较大，卒中的发病率为 7%～77%。另外，失认误诊的发病机理也受到广泛争议。

（二）可能机制或学说

卒中后抑郁的发生机制尚不清楚，抑郁症通常使卒中后的病程复杂化，对患者的功能恢复和生活质量产生不利影响，并增加了死亡风险。近年来，越来越多地讨论炎症因子、遗传学、白质损害、脑血管反应性疾病、单胺类神经递质和皮质醇水平的变化、神经可塑性受损、谷氨酸神经传递在卒中后抑郁症病理生理机制中的作用。目前研究的可能机制和学说主要包

括如下几种。

1. 遗传和表观遗传变异

有研究显示，有抑郁个人和（或）家族病史可能是卒中后抑郁的危险因素之一。一项中国卒中后抑郁患者的基因研究发现，5－羟色胺（5-hydroxytryptamine，5-HT）受体 2C 基因（serotonin receptor 2C，HTR$_{2C}$）与男性卒中后抑郁密切相关，表明 HTR$_{2C}$ 受体的基因变异可能是中国人群卒中后抑郁的致病机制之一。

2. 单胺类递质失衡假说

研究认为，卒中后抑郁是一种器质性情感障碍，其神经生物学基础主要是因为 5-HT、去甲肾上腺素（norepinephrine，NE）和多巴胺（dopamine，DA）系统的失衡，在卒中后抑郁症患者的血清和脑脊液中也能发现 5-HT 明显减少。单胺类递质失衡假说认为，卒中后抑郁的发生是由于卒中后脑内某些与胺类递质相关部位的损伤，如来自脑干、前额叶、边缘系统，尤其是中脑的上行投射纤维，经过丘脑和基底节，最后达到额叶皮质，这些纤维遭到破坏后导致了生物胺类递质，如 5-HT、NE 和 DA 数量减少或生物活性降低，最后导致抑郁症状的发生。

3. 炎性假说

在缺血性卒中患者中，血清视黄酸（retinoic acid，RA）水平降低与 3 个月时卒中后抑郁的较高风险有关，这可以用作预测指标。入院时急性缺血性卒中血清生长分化因子－15（GDF-

117

15）与 3 个月抑郁症之间呈相关。Robinson RG、Spalletta G 团队提出了一种卒中后抑郁的新假说，涉及与情绪障碍的发病机理有关的大脑区域中脑缺血引起的促炎性细胞因子的产生和增加。本书回顾了支持以下假设的证据：促炎细胞因子与卒中以及与脑损伤有关的情绪障碍的发生有关。由卒中引起的促炎细胞因子如 IL-1β、TNF-α 或 IL-18 的产生增加可能导致炎症因子损伤增加。

在缺血性卒中急性期较高的抗磷脂酰丝氨酸（aPS）和抗心磷脂（aCL）水平与 3 个月卒中后抑郁的风险增加有关，提示 aPL 可能参与了卒中后抑郁的发生发展，在卒中后抑郁的预测中起重要作用。

4. 脑源性神经营养因子（BDNF）

众所周知，脑源性神经营养因子（BDNF）在认知中起关键作用。随着更多证据的出现，人们也认识到它在情绪障碍中的作用，包括卒中后抑郁症。患有卒中后抑郁的患者的血清 BDNF 水平低于没有抑郁症的患者。此外，抗抑郁药可以增强大脑中 BDNF 的表达，从而减轻抑郁症状。BDNF 基因敲除的动物可以消除这种治疗效果。在卒中后抑郁患者中，卒中的存在可能导致抑郁症的发展，包括影响 BDNF 的表达。然而，BDNF 在卒中后抑郁发展中的机制仍然是未知的。在卒中发作之前，某些患者可能已存在较低的 BDNF 水平，从而容易出现抑郁症状。同时，卒中引起的低氧环境可能下调脑中 BDNF 的表达，也可能是脑源性神经营养因子高甲基化状态。当前的抗抑郁药治疗并非针对卒中后抑郁，并且缺乏治疗卒中与卒中后抑郁之间联系的治疗方法。通过调节 BDNF 表达，在将这种治疗剂与现有抗抑郁药一起应用时，可以达到协同作用。

5. 社会心理学说

在卒中后抑郁的致病机制中，生物—心理—社会模式被广泛接受。卒中的突然发生，使患者日常生活能力降低，神经功能缺损，社会和经济环境发生改变，导致患者心理应激障碍，心理平衡失调，可能诱导卒中后抑郁的发生发展。研究表明，创伤后应激障碍在卒中患者中非常常见，它与患者对卒中的主观感受相关，且伴随着抑郁或者焦虑样症状，它的发生与卒中后抑郁患者的神经递质，如 5-HT、NE 等改变有关。社会关系的数量、家庭和社会的支持对患者情绪的影响非常重要。

6. 年龄和性别、教育水平、经济差异、家族精神病遗传史

高龄和女性、受教育水平低、家庭贫困是卒中及其预后的重要预测因素。当前多数研究从老年人独居、神经退行性病变引发的语言障碍、年龄相关并发症等角度解释其对老年脑卒中后抑郁的影响。女性罹患卒中后抑郁的概率为男性的两倍。男性卒中后抑郁与社交功能和日常生活功能受损相关，女性卒中后抑郁与既往诊断为心理障碍和认知功能损害相关。一项荟萃分析提示，家族史在卒中后抑郁症中的作用似乎比没有血管疾病证据的老年抑郁症患者低得多。意大利一多中心观察研究提示，卒中后抑郁的危险因素是抑郁病史、严重残疾、既往卒中史和女性，但不是血管病变的类型和部位。卒中后抑郁与病死

率或脑血管病复发的增加无关，但这些患者的自主性和生活质量较低。

7. 卒中后抑郁结构性脑网络拓扑结构发生变化

迫切需要进一步了解卒中后抑郁患者抑郁症状的潜在机制，以便为靶向治疗方法提供依据。尽管先前的研究表明卒中后抑郁的功能性大脑网络发生了重组，但仍不确定结构性大脑网络中是否也发生了重组。因此，一项研究旨在研究与卒中后非抑郁症（PSND）患者相比，卒中后抑郁患者的结构性脑网络。此外，该研究考虑了网络指标与功能指标之间的关系。招募了 31 例卒中后抑郁患者和 23 例卒中后非抑郁症患者，所有患者均接受了 MRI 和功能评估，包括 Barthel 指数、简单精神状态检查（MMSE）和汉密尔顿抑郁量表（HAMD）。扩散张量成像用于构建结构性脑网络并进行后续图论分析。该项研究计算并比较了卒中后抑郁患者和卒中后非抑郁症患者的网络测量结果，还研究了功能评估与网络度量之间的关联。结果提示，卒中后抑郁患者整体和局部效率提高；本地连接中断的区域主要位于认知和边缘系统中。更重要的是，卒中后抑郁患者的大脑半球和区域网络测量与抑郁严重程度相关，如 HAMD 评分。这些发现表明，受干扰的大脑半球和本地网络拓扑结构可能导致卒中后抑郁患者的抑郁症状。因此，基于连接组的网络测量可能是评估卒中患者抑郁水平的潜在生物标记。

8. 卒中后抑郁症与卒中后较高的病死率有关

Williams LS、Ghose SS 等以评估卒中后抑郁和其他心理健康诊断对缺血性卒中后病死率的影响为目的进行了研究，总共纳入51119例缺血性卒中后住院的患者，其存活时间超过30天；其中2405人（5%）被诊断出患有抑郁症，2257人（4%）被诊断在卒中后3年内。脑卒中后抑郁患者的年龄较小，多为白人，在3年随访期结束时存活的可能性较小。即使控制了其他慢性疾病，卒中后抑郁（危险比＝1.13，95%置信区间为1.06～1.21）和其他精神健康诊断（危险比＝1.13，95%置信区间为1.07～1.22）也独立增加了死亡危险。结论是：尽管纳入样本的中体年龄较小，慢性病较少，但因缺血性卒中住院后患有卒中后抑郁症和其他精神健康诊断的患者，其3年死亡风险较高。应进一步探索导致更大风险的生物学和社会心理机制，并测试抑郁治疗对卒中后病死率的影响。

9. 身体残疾程度、认知障碍、日常生活活动受损

身体残疾程度与卒中后抑郁的发生率显著相关。认知障碍，尤其是执行功能障碍，对卒中后抑郁的发生也有明显的相关性。在3个月和9个月时，日常生活活动受损的严重程度与卒中后迟发抑郁有关。有研究表明，抑郁的最强单一相关因素是日常生活活动损害的严重程度。但是，83%的研究发现，基线时抑郁症的存在与随访期间更大的损伤相关，时间范围从6周到2年。此外，急性卒中后的抑郁也与更大的认知障碍和病死率增加有关。

五、卒中后抑郁对卒中预后的影响

卒中后患者回归社会的能力不仅与脑损害后神经功能缺陷、肢体残疾程度相关，也与患者的抑郁状态和程度密切相关。大量证据证明，卒中后残疾的严重程度和抑郁程度相关。大样本临床研究显示，在相似的卒中程度下，卒中后抑郁患者较非卒中后抑郁患者的日常生活能力显著下降，且表现出更严重的残疾程度。临床研究发现，卒中后抑郁可能加重卒中患者认知功能的损害。卒中后抑郁与卒中患者的社会功能影响是交互和复杂的，卒中后抑郁影响患者的卒中后功能预后以及社交功能；多项研究发现，卒中后抑郁增加卒中患者的自杀观念以及短期（12～24 个月）和长期（5～10 年）的致死率。合并抑郁症和焦虑症者表现出更大的失眠症状，发生率 40.70%（置信区间为 30.96～50.82），而使用诊断评估工具进行的研究为 32.21%（置信区间为 18.5～47.64）。与一般人群相比，卒中幸存者的失眠和失眠症状的患病率明显更高。

六、卒中后抑郁的筛查、评估和临床诊断

卒中后抑郁是卒中后常见症状，我国临床医师往往忽视，加上卒中后抑郁的临床表现形式多样，不被关注，导致众多潜在的卒中后抑郁患者未能得到及时有效的识别和治疗。因此，对卒中后抑郁患者进行筛查、评估和诊断显得尤为重要。

应对所有卒中患者进行卒中后抑郁的多时间点筛查，除询问卒中的病史外，还应着重询问患者的心境、愉快感、自卑和自责、轻生观念、迟滞、激越、注意、记忆、睡眠、食欲、体重、乏力等内容。如果患者有明显风险的抑郁症状存在，则需要用更多的时间对患者的抑郁程度进行严格评估，如有必要，则对照诊断标准进一步明确诊断。但对重度卒中后抑郁患者，建议请精神科医师会诊或者转诊。

（一）卒中后抑郁的筛查

卒中后抑郁可以发生在卒中急性期及康复期的任何阶段，常见于卒中后 1 年内，所有卒中后患者均应该考虑发生卒中后抑郁的可能性。在筛查过程中，还应对卒中后抑郁的风险因素进行评估，包括卒中后生存状态、功能依赖、认知损害、既往抑郁史、日常生活自理能力等，若有两个及以上的风险因素，则容易发生卒中后抑郁。由于评估卒中后抑郁的最佳时间尚未确定，故卒中后抑郁筛查建议在卒中后的多个不同阶段进行。特别是在病情反复（如急性加重或经久不愈）或治疗地点变更（如从急性治疗地点到康复治疗地点或在回归社会前）的时候，重复筛查是十分必要的。由于目前国内卒中人群数量非常庞大，故对卒中患者推荐使用一些简便易行的问卷以筛选可能的抑郁患者，如采用"90 秒四问题提问法"或者 9 条目简易患者健康问卷（Brief Patient Health Questionnaire，PHQ-9）量表。若"90 秒四问题提问法"的回答均为阳性，或 PHQ-9 量表的前两项（① 做什么事都没兴趣，没意思；② 感到心情低落，

抑郁，没希望）回答为阳性，则需要使用抑郁症状评估量表进一步评估抑郁的严重程度。在实际临床工作中，临床医护人员也会根据患者的具体情况和医生的经验，针对性地采用"90秒四问题提问法"进行询问。

90秒四问题提问法的具体内容

① 过去几周（或几个月）是否感到无精打采、伤感，或对生活的乐趣减少了？

② 除了不开心之外，是否比平时更悲观或想哭？

③ 经常有早醒吗（事实上并不需要那么早醒来)？（每月超过1次以上为阳性）

④ 近来是否经常想到活着没意思？如果回答均为阳性，则需要进一步的量表评估，如PHQ-9。

（二）卒中后抑郁量表评估

对于经以上筛查后呈阳性的卒中患者，需进一步进行抑郁量表的评估，以判断抑郁症状的严重程度，指导临床诊断和治疗。抑郁症状评估量表分他评和自评，他评量表包括汉密尔顿抑郁量表（Hamilton Depression Rating Scale for Depression，HAMD）、蒙哥马利抑郁量表（Montgomery-Asberg Depression Rating Scale，MADRS）等。自评量表包括抑郁自评量表（Self-Rating Depression Scale，SDS）、Beck抑郁量表（Beck Depression Inventory，BDI）等。具体详见本书第五章。

（三）卒中后抑郁诊断

经典抑郁症的诊断必须以结构化的精神病学诊断工具（例如 DSM-5 或者 ICD-10，即美国《精神障碍诊断与统计手册》第 5 版或《疾病及有关保健问题的国际分类》第 10 版）作为诊断标准，但是针对卒中后抑郁，目前尚无统一的特异性诊断标准。所以在临床实践过程中，推荐症状学的诊断和抑郁评估量表的得分相结合的诊断模式。抑郁评估量表采用评分的分级标准，几乎所有量表均可分为轻度、中度、重度，用于描述抑郁的严重程度。

另外，我们参考国内外的卒中后抑郁结构化诊断标准，结合神经科、精神科相关领域专家的临床经验，总结了卒中后抑郁的诊断标准，供神经科医师作为临床参考。

推荐卒中后抑郁诊断标准（同时满足以下条件的患者，我们诊断为卒中后抑郁）：

A. 至少出现以下 3 项症状（必须同时符合第 1 项或第 2 项症状中的 1 项），且持续 1 周以上。

① 经常发生的情绪低落（自我表达或者被观察到）。

② 对日常活动丧失兴趣，无愉快感。

③ 精力明显减退，无原因的持续疲乏感。

④ 精神运动性迟滞或激越。

⑤ 自我评价过低，或自责，或有内疚感，可达妄想程度。

⑥ 缺乏决断力，联想困难，或自觉思考能力显著下降。

⑦ 反复出现想死的念头，或有自杀企图/行为。

⑧ 失眠，或早醒，或睡眠过多。

⑨ 食欲缺乏，或体重明显减轻。

B. 症状引起有临床意义的痛苦，或导致社交、职业或者其他重要功能方面的损害。

C. 既往有卒中病史，且多数发生在卒中后1年内。

D. 排除某种物质（如服药、吸毒、酗酒）或其他躯体疾病引起的精神障碍（例如适应障碍伴抑郁心境，其应激源是一种严重的躯体疾病）。

E. 排除其他重大生活事件引起的精神障碍（例如离丧）。

备注：如果A项中，患者出现了5个以上的症状，且持续时间超过2周，我们可考虑为重度卒中后抑郁。

 七、卒中后抑郁的治疗

（一）卒中后抑郁治疗总则

卒中后抑郁既与卒中脑损害及伴随的认知损害、功能残疾、生活质量下降等有关，又与既往情感障碍病史、人格特征、应对方式、社会支持等社会心理因素有关，因此应综合运用心理治疗、药物治疗和康复训练等多种治疗手段，以期达到最佳的治疗效果。在参照循证医学证据的同时，充分遵循个体化治疗的原则并考虑风险因素及患者（家属）意愿等，选择治疗手段及治疗药物。应注意监控和评估治疗的依从性、疗效、不良反应及症状复发的可能性。

卒中后抑郁患者如出现以下情况之一，建议请精神科医师会诊或转诊精神科治疗：

1. 重度卒中后抑郁。

2. 伴有自杀风险［自杀想法和（或）自杀行为］。

3. 治疗效果不明显，如复发性抑郁、难治性抑郁或抑郁症状迁延难治等。

4. 伴有精神病性症状。

（二）卒中后抑郁的心理治疗

所有卒中患者都应获得个体化的心理支持、健康教育等。研究表明，缺乏社会支持可能预示着卒中后抑郁的持续时间延长。对卒中后抑郁症状较轻且不伴认知与交流障碍者可考虑单一心理治疗；对症状较重，严重影响卒中康复、日常生活与社会功能者及心理治疗疗效不佳者，可考虑药物治疗和（或）联合心理治疗。认知行为治疗（cognitive-behavioral therapy，CBT）、动机性访谈和问题解决疗法（problem-solving psychotherapy，PST）可用于用药依从性差、药物应答不良或不宜药物治疗的卒中后抑郁患者，心理治疗当属首选。此外，其他辅助治疗手段如音乐、放松训练、冥想、锻炼、家庭治疗等也可尝试用于卒中后抑郁患者。

（三）卒中后抑郁的药物治疗

1. 卒中后抑郁的药物治疗原则

药物治疗以缓解症状、提高生活质量和预防复发为目标。在个体化基础上，综合考虑风险因素（如癫痫、跌倒和谵妄）及药物的不良反应选择抗抑郁药物。在治疗过程中，应监控和评估药物治疗的依从性、疗效、不良反应、症状的变化等。治疗剂量应个体化，初始剂量为最小推荐初始剂量的 1/4～1/2，缓慢增减；药物治疗要足量足疗程，在抑郁症状缓解后至少应维持治疗 4～6 个月，以预防复发。如果经药物正规治疗后 4～6 周抑郁症状无明显改善，应考虑请精神科医师会诊。

2. 卒中后抑郁的药物治疗

（1）选择性 5-羟色胺再摄取抑制剂

选择性 5-羟色胺再摄取抑制剂（selective serotonin reuptake inhibitor，SSRI）类药物能通过选择性抑制突触前 5-HT 能神经末梢对 5-HT 的再摄取而产生疗效，为目前一线抗抑郁药，临床代表性的药物包括舍曲林、艾司西酞普兰、西酞普兰、氟西汀、氟伏沙明、帕罗西汀。临床研究证据表明 SSRI 类药物对卒中后抑郁有效，但由于针对卒中后抑郁人群的大样本随机对照试验开展得少，故仍无法形成指导临床的有力证据。基于经典抑郁最新的循证医学证据显示，舍曲林和艾司西酞普兰的疗效和安全性均优于其他 SSRI 类药物，且舍曲林在老年卒中患者中的配伍禁忌较少，故推荐为首选的 SSRI 类抗抑郁药。美国的一项研究结果提示，停用艾司西酞普兰可能会增加卒中后抑郁症状。卒中后抑郁推荐舍曲林常规剂量：50～100 mg/d；艾司西酞普兰常规剂量：10 mg；西酞普兰常规剂量：10～20 mg；氟西汀常规剂量：20～40 mg/d；帕罗西汀常规剂量：20～40 mg/d；氟伏沙明常规剂量 100～200 mg。初始剂量建议为最小常规剂量的 1/4～1/2，缓慢加量。SSRIs 的常见不良反应包括恶心、呕吐、便秘或腹泻较常见，但多数可耐受，且治疗数周后会逐渐减轻或消失；少数患者会出现口干、食欲减退或食欲增加、失眠或嗜睡、出汗、头晕、性欲减退等。禁忌证：所有的 SSRIs 过敏，或正在服用单胺氧化酶抑制剂（monoamine oxidasel inhibitors，MAOIs），有癫痫症的患者和活动性颅内出血患者慎用。成功的抗抑郁治疗可能会减少患者的卒中后易激惹性和攻击性。

（2）5-羟色胺去甲肾上腺素再摄取抑制剂（serotonin-norepinephrine reuptake inhibitor，SNRI）

SNRI 类药物具有 5-HT 和 NE 双重再摄取抑制作用，代表药物有文拉法辛和度洛西汀。文拉法辛常规剂量：75～225 mg/d；度洛西汀常规剂量：60～120 mg/d。不良反应：心率增加甚至心律失常、Q-T 延长。一般不良反应：消化道症状、口干、性欲减退、便秘、恶心、失眠、头晕、焦虑、多汗等。禁忌证：过敏，有癫痫症的患者慎用，或服用 MAOIs。

（3）NE 及特异性 5-HT 能抗抑郁剂（noradrenergic and specific serotonergic antidepressant，NaSSA）

NaSSA 类药物通过增强 NE、5-HT 递质并特异阻滞 $5-HT_2$、$5-HT_3$ 受体，拮抗中枢 NE 能神经元突触前膜 $α_2$ 受体及相关异质受体发挥作用，代表药物为米氮平，常规剂量 15～45 mg/d。推荐初始剂量为 7.5 mg/d，缓慢加量。常见不良反应：口干、镇静、食欲减退或食欲增加。

（4）三环类抗抑郁剂（tricyclic antidepressants，TCAs）

TCAs 是紧接 MAOIs 之后的另一类抗抑郁药。20 世纪 50 年代以后，TCAs 已取代 MAOIs 成为抑郁症患者的首选治疗手段。TCA 药物疗效与 SSRIs 相似，但其不良反应影响了三环类药物的临床应用。TCA 药物的药理学机制是通过抑制 5-HT 和 NE 的再摄取发挥作用，也有 M_1、$α_1$ 和 H_1 受体阻断作用，起效较快。结合我国现状，其因疗效好且价格低廉，同样也被作为卒中后抑郁的药物治疗选择之一。TCA 药物以阿米替林、丙咪嗪、氯米帕明、多塞平为代表药物，要求剂量应个体化，初始剂量为最小推荐剂量的 1/4～1/2，缓慢加量，剂量较大时，必须分次服。但 TCA 不良反应较其他新型抗抑郁药更为明显，使用时必须注意以下不良反应：口干、视物模糊、便秘、体位性低血压、心动过速，以及嗜睡、体重增加、锥体外系症状、性功能减退、自主神经紊乱等。不良反应较重者，宜减量、停药或换用其他药。

（5）其他可用于卒中后抑郁的药物

曲唑酮具有 5-HT$_{2A}$ 受体拮抗和选择性 5-HT 及去甲肾上腺素再摄取抑制作用，此外还有相对较强的组胺 H$_1$、肾上腺素 α$_2$ 受体拮抗作用，常规剂量 50～100 mg/d，不良反应较三环类少，常见有嗜睡、头昏、头痛、视物模糊、口干、便秘、体位性低血压等。黛力新是氟哌噻吨和美利曲辛复方制剂，常用于抑郁合并焦虑的治疗，常用剂量1～2 片/天（每片含氟哌噻吨 0.5 mg 和美利曲辛 10 mg），常见不良反应为睡眠障碍、头晕、震颤和胃肠道不适。目前，罗蔚锋研究团队针对肉毒毒素治疗抑郁症和卒中后抑郁在动物实验和初步临床应用中取得了一定成绩，还需要更多的研究成果证实。

（6）中药制剂

抗抑郁的中药制剂代表药物有乌灵胶囊和舒肝解郁胶囊、巴戟天寡糖胶囊。

乌灵胶囊具有镇静、安神、抗焦虑抑郁作用，作用机制可能是使脑摄取谷氨酸和抑制性神经递质 γ-氨基丁酸（GABA）的量增加，使其合成增加，同时还能提高大脑皮质对 GABA 受体的结合活性，明显增强中枢的镇静作用。乌灵胶囊单用或联合抗抑郁药治疗卒中后抑郁均有效，轻度抑郁可以单用乌灵胶囊，中重度抑郁可以使用乌灵胶囊联合抗抑郁药（西酞普兰、舍曲林、帕罗西汀等）治疗。

舒肝解郁胶囊是由贯叶金丝桃（也称"圣约翰草"）、刺五加组成的复方中药制剂，其抗抑郁机制可能为抑制中枢多巴胺、5-羟色胺和去甲肾上腺素等神经递质的再摄取，增加突触间隙神经递质水平。舒肝解郁胶囊治疗轻中度卒中后抑郁有较好疗效，且舒肝解郁胶囊不良反应较少。

巴戟天寡糖胶囊主要功效用于抑郁症（肾虚型），症见抑郁情绪、心绪低落、提心吊胆、入睡难眠、失眠多梦、焦虑多疑、疲倦乏力、性欲减退、耳鸣健忘等，但使用时要监测肝功能。

八、卒中后抑郁伴发其他精神疾病的治疗

伴有严重焦虑的卒中后抑郁患者，通常可联用 NaSSA 类抗抑郁药（如米氮平）或抗焦虑药物（如坦度螺酮）。伴有睡眠障碍的卒中后抑郁患者，可适当增加镇静安眠药（如苯二氮䓬类或佐匹克隆等非苯二氮䓬类镇静安眠药）治疗。伴有严重精神病性症状的患者，可联用非典型抗精神病药物（如奥氮平、阿立哌唑、喹硫平等）。伴有躯体化症状的患者，可酌情考虑对症治疗。但临床医师应注意药物与药物间的相互作用。

第十五章　慢性偏头痛合并抑郁症

　　头痛是额、颞、顶、枕部疼痛的总称，也是神经内科门诊就诊最常见的主诉症状。根据病因，头痛可分为继发性头痛和原发性头痛。前者是指继发于其他疾病的头痛。原发性头痛是指以头痛为主要临床表现的综合征，而偏头痛则是原发性头痛中最为常见的一种类型。

　　偏头痛在全球的发病率高达 14.7%，慢性偏头痛的发病率为 1%~2%。偏头痛好发于中青年，女性居多，随着年龄的增加有痊愈趋势，有家族遗传倾向。临床主要表现为反复发作的单侧或双侧颞部、眼眶搏动性头痛，常为中度、重度并伴有恶心呕吐、畏光及畏声。典型发作持续 4~72 小时，常规的体育活动能加重症状，可自行缓解，发作间歇无头痛及阳性体征。如果每月头痛天数≥15 天，其中超过 8 天即符合偏头痛的诊断标准，或对偏头痛特异性治疗敏感；持续≥3 个月，并排除药物过量引起的头痛，可考虑为慢性偏头痛。

　　慢性偏头痛通常由发作性偏头痛发展而来，其年转化率为 3%，这种慢性化过程是可逆的。急性偏头痛治疗药物应用过度、无效的急性治疗、肥胖、抑郁、受教育程度低和压力性生活事件都是偏头痛慢性转化的危险因素。

慢性偏头痛患者很容易出现药物滥用。2014 年的一项调查研究发现，慢性偏头痛患者的药物滥用率高达 40.9% ~ 50.4%，并伴随着社会经济地位的下降而上升。慢性偏头痛如不进行及时有效的治疗还容易伴发一些内科疾病，如易合并哮喘、慢性阻塞性肺疾病、肥胖、心脏病、卒中、焦虑、抑郁等。

抑郁是慢性偏头痛最为常见的并发症之一，慢性偏头痛患者中抑郁症的患病率是 18.8% ~ 42%，严重影响人们的生活质量。

 一、慢性偏头痛合并抑郁的病因及发病机制

偏头痛共病抑郁症的机制目前尚不清楚，可能与以下原因有关：

（一）环境性危险因素

长期偏头痛发作导致抑郁症患者的生活质量下降，进而导致其情绪更加低落。

（二）5-羟色胺失调可能是抑郁症的病理机制

研究证实，在偏头痛发作的过程中，血清 5-羟色胺水平是升高的，而在发作间歇期是降低的，5-羟色胺功能低下可能促发皮层扩散性抑制（cortical spreading depression，CSD），增加了参与偏头痛发病的三叉神经通路的敏感性。

（三）基因遗传因素

调查发现，偏头痛共病抑郁症的遗传度为 0.56（其中无先兆偏头痛者为 0.77，有先兆偏头痛者为 0.96)，证明抑郁症与偏头痛，特别是有先兆偏头痛存在双向关联，至少在一定程度上说明两者具有共同的遗传背景。

（四）多巴胺

现已证实多巴胺 D2 受体与先兆偏头痛、焦虑与重度抑郁症具有一定的关联。除此以外，偏头痛前驱症状可以通过抗多巴胺药物改善。

（五）卵巢激素

偏头痛患者的女性发病率明显高于男性。卵巢激素可能通过调节神经递质在偏头痛和抑郁症发病机制中发挥重要作用。

 二、慢性偏头痛合并抑郁的治疗

目前无特效治疗方法可根除偏头痛，防治目标主要是减少头痛发作对生活的影响。最有效的防治方式是在偏头痛的间隙期避免诱发因素进行预防。

（一）非药物治疗包括避免偏头痛诱发因素

1. 要预防偏头痛的发作，首先应消除或减少偏头痛的诱因

日常生活中应避免强光线的直接刺激，避免情绪紧张，避免服用血管扩张剂等药物，避免饮酒和进食含奶酪的食物、咖啡、巧克力、熏鱼等。

2. 学会减压，放松心情

选择泡泡温水浴、做瑜伽等放松运动可以避免偏头痛。

3. 规律运动

对有偏头痛的人来说，着重呼吸训练、调息的运动（例如瑜伽、气功），可帮助患者稳定自律神经系统、缓解焦虑和肌肉紧绷等症状。

4. 生活规律

营造安静的环境，维持规律的作息，即使在假日也定时上床、起床等。

（二）药物治疗

药物治疗在偏头痛治疗中发挥着重要作用。

1. 急性期药物

急性期药物包括非甾体消炎药和曲普坦类（佐米曲普坦、苹果酸阿莫曲坦）。

2. 预防性药物

（1）预防性口服药物治疗适应证

① 频繁发作，尤其是每周发作 1 次以上严重影响日常生活和工作的患者。

② 急性期治疗无效，或因副作用和禁忌证无法进行急性期治疗者。

③ 可能导致永久性神经功能缺损的特殊变异型偏头痛，如偏瘫性偏头痛、基底型偏头痛或偏头痛性梗死等。

预防性药物须每日服用，用药后至少 2 周才能见效。若有效应持续服用 6 个月，随后逐渐减量到停药。

（2）临床用于偏头痛预防的药物

① β 肾上腺素能受体阻滞剂，如普萘洛尔、美托洛尔。

② 钙离子拮抗剂，如氟桂利嗪、维拉帕米。

③ 抗癫痫药，如丙戊酸、托吡酯。

④ 抗抑郁药，如阿米替林、文拉法辛、氟西汀。

⑤ 5-HT 受体拮抗剂，如苯噻啶。

其中，普萘洛尔、阿米替林和丙戊酸这三种在结构上无关的药物，是主要的预防性治疗药物，一种药物无效可选用另一种药物。

（3）A 型肉毒毒素

① A 型肉毒毒素的作用及效果

A 型肉毒毒素（BTX-A）是美国食品及药物管理局批准的唯一用于防治慢性偏头痛的药物，可减少头痛发作频率，减轻头痛程度，减少急性期用药，减轻抑郁程度。BTX-A 缓解头痛及抑郁症状的效果能维持 3～6 个月，重复注射有效，一般 3 个月注射一次，按需制定个体化注射间隔时间。

② BTX-A 治疗慢性偏头痛的适应证

A. 原发性中重度慢性偏头痛，药物治疗数月至 1 年，疗效欠佳者。

B. 慢性头痛预防性药物治疗效果不佳或有严重不可耐受的不良反应。

C. 合并药物过度使用者，可以减少头痛发作天数及服药天数。

D. 拒绝每日服药或有口服药物治疗的禁忌证。

E. 偏头痛合并抑郁症，颅、颈肌张力障碍或偏侧面肌痉挛等。

具体还需专科医师进行评估。

③ 合并禁忌证患者应用 A 型肉毒毒素必须经过专业医师的评估

如果患者合并以下禁忌情况，须经专科医师评估后再决定是否适合或该在何时进行 BTX-A 注射治疗：

A. 妊娠和哺乳妇女。

B. 凝血性疾病或同时抗凝治疗者。

C. 注射部位感染。

D. 患有重症肌无力、Lambert-Eaten 综合征、运动神经元病等全身性神经肌肉病的患者。

E. 近 1 周内使用过某些加重神经肌肉接头传递障碍的药物，如奎宁、氨基糖苷类抗生素、吗啡等。

F. 有过敏反应或哮喘史。

G. 有严重心、肝、肾功能不全，糖尿病。

H. 重度精神障碍患者。

偏头痛是内科常见病、多发病，急性期不规范的治疗、情绪紧张是导致其慢性化的主要危险因素。慢性偏头痛易伴发抑郁症，但这种状态是可逆的、可治疗的。患者一定要放松心情，在非药物干预疗效欠佳的时候及时寻求医生的帮助，并配合医生进行规范化治疗。

第十六章　癫痫合并抑郁症

 一、癫痫与抑郁

　　癫痫与抑郁是神经精神科学中的两大主要疾病，二者关系密切，癫痫患者中抑郁症的患病率明显高于正常人群或其他慢性疾病人群中的患病率，持续性癫痫发作的病人更易遭受抑郁困扰。抑郁症与癫痫的关系早在古代即有报道。早在2000多年前，希波克拉底就已经阐述了癫痫和抑郁症之间的相互关系。他写道："易患抑郁症的通常是癫痫患者，同时癫痫患者容易伴发抑郁，疾病的趋势决定了发展趋势。"过去认为是癫痫导致了焦虑抑郁的产生，它们是一种单向关系，但后期的研究已证明，癫痫和焦虑抑郁的产生是一种双向关系。

　　对于癫痫与抑郁的现代研究始于 20 世纪 70 年代，当时 Trimble 和 Reynolds 发现了抗癫痫药物（Anti-epileptic drugs，AED）的行为和认知损害的并发症，尤其是苯妥英钠和苯巴妥类药物。这些观察结果导致有研究者针对抗癫痫药物对癫痫患者和志愿者认知和情绪的影响进行了更系统的研究。早在

1985 年，就有研究报道关于抗抑郁药治疗癫痫抑郁症的对照试验。后研究进一步发现，成年人和儿童癫痫患者抑郁的发病率高于普通人群，癫痫患者的终生流行病学资料显示，精神疾病的发生率为 44%～63%，而重度抑郁障碍的发生率为 8%～48%。国内的流行病学调查发现，抑郁和焦虑是癫痫患者最为常见的精神共患病，癫痫患者中抑郁和焦虑的发病率高达55%。最近的一项 Meta 分析也表明，癫痫患者伴发抑郁的发生率较高，大量数据表明在 2.2%～3.1%。一项对 185000 户居民中患癫痫、糖尿病、哮喘人群的抑郁发病率调查显示，在 2900 例癫痫患者中，29% 的患者至少发生过 1 次重度抑郁，而健康的被调查者发生率为 8.6%。

癫痫合并抑郁症是影响患者生活质量的重要因素，有抑郁症病史的癫痫患者发生耐药性或难治性癫痫的风险较无抑郁症病史者高 2.2 倍。癫痫患者的自杀率明显高于普通人群。导致癫痫患者自杀风险增加的危险因素可能为合并精神障碍（如抑郁症、焦虑症、两种以上精神疾病）。然而，这种情况往往由于患者本人认识不足，且羞于承认，加上临床医生不够重视而被忽视。有研究统计，在伴发抑郁的癫痫患者中，大约仅有 2% 的患者得到抗抑郁的药物治疗；即使是患有重度抑郁的癫痫患者，也仅约 5% 得到及时的医治。

二、癫痫和抑郁的发病机制

（一）神经递质活性改变学说

临床研究表明，癫痫和抑郁具有相同的发病机制，且存在一种双向关系，即癫痫患者易出现抑郁症，抑郁患者出现癫痫的概率也较大。目前认为，诱发抑郁的主要因素是5-羟色胺（5-HT）、多巴胺（DA）和去甲肾上腺素（NE）等神经递质的受体功能异常及其数量减少。对于癫痫伴抑郁的发生机制尚无统一认可的解释，但部分癫痫动物模型表明，神经递质功能低下易引发致痫灶的点燃，同时会加重癫痫病情，增加癫痫发作的易感性。PET技术的应用发现，抑郁患者、伴或者不伴有抑郁的癫痫患者海马区中的5HT1A受体均减少且结合力下降，且癫痫伴抑郁患者海马区中的5HT1A受体减少和结合力下降更明显。颞叶癫痫患者病灶侧和对侧的海马、岛叶、前扣带回、外侧颞叶新皮质、中缝核与病侧的杏仁核等部位5HT1A的结合力明显降低，且前扣带回部位的5HT1A与抑郁分级量表的评分有关。

（二）脑功能改变

大脑是人类情绪的控制中枢。研究表明，抑郁患者大脑异常部位涉及颞叶、额叶，以及相关的丘脑、纹状体和皮质。静息状态下抑郁症患者部分脑区出现功能异常，如左前扣带回、右后扣带回、右颞上回、额中回、右额下回、右脑岛、基底核等。静息状态磁共振研究发现，双侧丘脑、岛叶、尾核及右侧前扣带回与颞叶癫痫患者的抑郁发生相关。此外，在额叶、颞叶癫痫发作时，SPECT 的证据显示，相应脑叶部位血流灌注增加，额叶、颞叶功能异常与癫痫、抑郁的发生密切相关。

（三）心理与神经生物学

癫痫及缓解期患者均出现不同程度的心理异常，然而对这种异常与抑郁进行系统评估的并不多。Hermann 等人应用乐观/悲观量表、CES-D 和 BDI 对癫痫并发抑郁的归因方式与自觉无助感的理论相关性进行研究，发现二者之间的相关性较强，当对颞叶癫痫患者的偏利性、性别、发病年龄和年龄等模糊变量进行控制后，这种相关性则更加显著。Schmitz 等人在对无抑郁和伴抑郁的癫痫患者的社会心理和临床参数进行比较后发现，癫痫伴抑郁患者的平均年龄偏大，但社会职能并无显著差异。

三、癫痫伴发抑郁的相关因素

（一）性别

有研究表明，癫痫患者中女性抑郁的患病率较男性低。这可能是因为女性体内的孕激素及雌激素的抗惊厥作用，类似于GABA 受体激动剂和谷氨酸受体拮抗剂的作用。另外，左侧颞叶癫痫与男性有高度的相关性，因此左侧颞叶癫痫患者更容易伴发抑郁。有研究发现，男性体内的睾酮能诱发惊厥发作。虽然雌激素有抗惊厥及抗抑郁作用，但有些研究认为，癫痫患者中女性更容易伴发情绪障碍，且更容易受慢性疾病的影响。这可能是因为患者抑郁发作时雌激素水平较低，并且月经周期中激素水平的波动使得女性患者在雌激素水平低下时易产生抑郁。

（二）病程

有研究表明，患者伴发焦虑抑郁与病程具有相关性。癫痫病程≥5年的患者较病程<5年者焦虑抑郁发病率高，但是否跟病程本身或者由于病程长导致的其他问题有关未明确说明，因此需进一步研究。

（三）教育程度

国内外多项研究表明，教育程度越低的患者越容易产生焦虑；教育程度高的个体往往能够通过各种途径获得更多关于疾病的信息，从而更好地认识疾病，并积极地调整生活方式来应对癫痫所带来的影响。研究发现，患者教育程度越低，焦虑、抑郁障碍的症状越明显，进而认知损害越严重。

（四）发作类型与癫痫部位

欧洲的一项研究发现，在所有类型的癫痫中，焦虑抑郁的发病率最高的是颞叶癫痫。另有研究证明，复杂部分性发作与癫痫患者伴发焦虑、抑郁相关。庞在英等研究发现，单纯部分性发作患者抑郁的发病率明显低于复杂部分性发作的患者。对癫痫伴抑郁患者进行功能影像学检查的结果表明，左侧大脑半球的代谢和血流量低于右侧大脑半球。颞叶癫痫患者反复的癫痫发作容易引起前额叶功能紊乱，而前额叶边缘系统和皮质等部位葡萄糖代谢降低以及血液循环异常均会显著影响患者表达感情，最终会更容易罹患抑郁症。

（五）发作频率

研究证实，癫痫发作越频繁，患者就越容易出现焦虑抑郁情绪，程度也越重。癫痫发作频率与服药种数是可用于预测癫痫伴发抑郁的两个独立的因子。Thapar 等人认为，发作频率与抑郁的发病率成正相关。庞在英等人对 128 例成年癫痫患者的研究结果发现，发作频率≤1 次/月的患者焦虑、抑郁的发病率明显低于 2～5 次/月及>5 次/月的患者。Kutki 通过对 93 例成人癫痫患者的研究发现，发作频率不但影响患者焦虑、抑郁的发病率，也会降低患者的生活质量。

（六）抗癫痫药物的副作用

抗癫痫药物为癫痫治疗的首选方法，但长期药物治疗给患者造成的心理和经济负担、药物副作用等可使患者产生抑郁情绪，抗癫痫药物本身可明显影响情绪，导致疲劳、睡眠和食欲减退、思维迟缓、精力下降等，而抑郁的临床表现也是如此。国外大量关于多种 AEDs 的临床试验结果表明，包括苯巴比妥、托吡酯、左乙拉西坦等可以诱发抑郁或增加患者自杀的风险，而卡马西平、丙戊酸、拉莫三嗪及加巴喷丁则对抑郁的缓解有很好的疗效。

 四、癫痫伴抑郁的诊断现状

癫痫患者抑郁症状的诊断和及时有效的治疗，对于改善患者的生活质量至关重要。在调查癫痫伴抑郁的诊断状况中，发现大多数医生对患者的精神障碍不够关注，且80%的神经内科医生对抑郁症的常规筛查不够了解。癫痫伴抑郁的诊断应该由具有专业资格的神经内科医生按照诊断标准进行。现有的诊断标准有《疾病及有关保健问题的国际分类》第10版和《精神障碍诊断与统计手册》第4版，这两个标准均将其定义为一种持续的抑郁心境，其主要症状包括丧失乐趣、情绪低落和缺乏兴趣，抑郁患者的诊断是具备以上症状不少于1条。

　五、癫痫伴抑郁的治疗

早期诊断发现以及及时治疗癫痫伴发的抑郁症，可以降低癫痫发作频率，提高患者的生活质量。

（一）抗癫痫治疗

治疗癫痫的药物种类繁多，作用机制复杂，且部分药物之间存在相互作用，如巴比妥、苯妥英钠、苯巴比妥和卡马西平等药物可以强效诱导肝药酶，从而对其他药物产生影响，如抗抑郁药的作用。所以，对癫痫伴发抑郁的患者应当使用对肝药酶作用微弱的药物，如左乙拉西坦、氨己烯酸、托吡酯和加巴喷丁等。同时，不同的药物对患者认知能力的损害也不相同，如：乙琥胺对患者行为、情感和智能均有不良影响；苯二氮䓬类药物对患者注意力和短期记忆均会造成不良影响；苯巴比妥会引起患者出现注意力缺乏、记忆障碍和精神迟缓等现象；而丙戊酸钠对认知功能可能有改善作用。某些药物，如 γ 氨基丁酸能类，剂量使用过大会引起患者抑郁，如巴比妥、噻加宾、托吡酯和氨己烯酸类。因此，在治疗癫痫时必须注意药物间的相互作用、用量以及可能给患者造成的不良影响。

（二）抗抑郁治疗

抗抑郁药物使用不当会引起患者癫痫病情恶化，因此临床医生在使用抗抑郁药物时应注意药物剂量，把对癫痫的影响降至最低。其中三环类药物对肝药酶的抑制作用较强，进而降低抗癫痫药的代谢速度，导致血药浓度升高，同时会降低癫痫发作阈值，应谨慎使用。目前，大多数学者将 SSRI 类抗抑郁药物作为治疗癫痫伴抑郁的首选药物，其具有耐受性好、安全性高等显著优势，同时西酞普兰是目前治疗癫痫伴抑郁的唯一不抑制肝药酶的 SSRI 类药物，且 SSRI 类药物与认知行为疗法联合治疗癫痫伴抑郁效果显著。

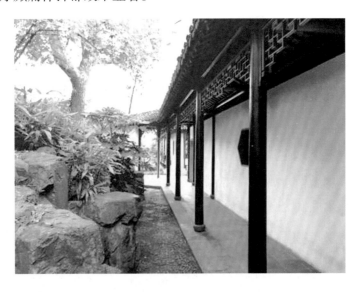

第十七章　糖尿病合并抑郁症

糖尿病（Diabetes mellitus，DM）是一组以高血糖为特征的慢性代谢性疾病，容易受到遗传因素、环境因素及生活习惯的影响。

糖尿病主要分为 1 型和 2 型。1 型多发生于青少年，因胰岛素分泌缺乏，依赖外源性胰岛素补充以维持血糖。2 型多在 35 岁到 40 岁之后发病，有更强的遗传性和环境因素。

糖尿病并发症可以分为急性和慢性两大类。急性主要有糖尿病酮症酸中毒、高血糖高渗综合征、糖尿病乳酸性酸中毒。慢性并发症种类多，涉及组织广，主要包括慢性肾脏病、视网膜病变、糖尿病周围神经病变、下肢血管病变、糖尿病足病。糖尿病的这些并发症不仅给患病个体带来躯体和精神上的损害，并导致患者生活质量严重下降以及寿命的缩短，还给个人和社会带来了沉重的经济负担。糖尿病患者发生抑郁症的概率高于正常人群。

一、糖尿病合并抑郁的发病机制

糖尿病是一种长期慢性疾病，且可以影响全身多个脏器的功能。糖尿病患者由于其并发症造成的功能丧失，或对失去生命的威胁产生心理反应，因此易发生抑郁。一方面，糖尿病患者发生抑郁的机制可能与神经内分泌因素有关；另一方面，糖尿病患者严格的饮食控制、锻炼和治疗要求消耗大量精力；同时经济因素如收入减少、支出增加都可以影响情绪。随之而来的是病人的自我照料能力下降，使血糖失控，又使情绪和日常生活进一步恶化，由此形成恶性循环。临床上有报道，因下肢疼痛就诊的糖尿病神经病变的患者均在很大程度上患有抑郁，用抗抑郁药可明显缓解疼痛症状。抑郁是一种复杂的心理状态，它可以影响到体内的糖代谢，使其调节能力降低。目前抑郁引起糖尿病的机制尚不清楚，可能是因为抑郁使机体生理机能发生变化，例如皮质醇分泌节律失常、免疫功能异常等导致发生糖尿病的危险性增加。

 二、糖尿病合并抑郁症的治疗

糖尿病教育缓解了患者由于焦虑及心理压力等所引起的生长激素、胰高血糖素和肾上腺皮质激素的大量分泌，改善了抑郁症状，从而有利于控制血糖，防止并发症的发生及提高生活质量。糖尿病教育和干预治疗可使患者掌握基本知识，增强信心，消除疑虑及担忧，从而降低血糖水平。对心理治疗无效或症状偏重的患者还应加用药物治疗。抗抑郁药主要有三环类（TCA）、单胺氧化酶抑制剂（MAOIs）及新型选择性 5-HT 再摄取抑制剂（SSRIs）。SSRIs 类药物因同时改善血糖而成为糖尿病患者的首选抗抑郁药，包括氟西汀、舍曲林、帕罗西汀等。氟西汀是临床上使用最早也是最广泛的药物之一，对其他神经递质影响很小，在人体内代谢不受年龄、肥胖和肾功能的影响。而 TCA 对糖尿病患者的副作用是升高血糖和 HbAlc，增加食欲和体重。MAOIs 则可增加口服降糖药的敏感性，导致严重的突发性低血糖，并引起体重增加，因此限制了其在糖尿病抑郁患者中的广泛应用。

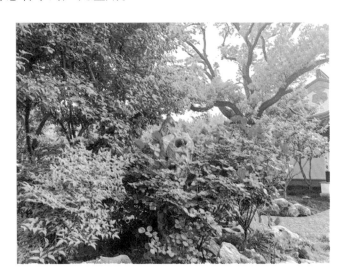

第十八章　应用 A 型肉毒毒素治疗抑郁症

 一、肉毒毒素及其治疗制品

肉毒毒素是肉毒梭菌在生长繁殖过程中产生的一种细菌外毒素，属于高分子蛋白神经毒素，能引起人和动物死亡率很高的肉毒中毒。根据毒素抗原的不同，将其分为 A、B、C、D、E、F 和 G 七个型。其中 A 型肉毒毒素的结构和功能已较清楚。20 世纪 70 年代初，美国旧金山眼科研究所的 Scott 医师从肉毒中毒病人首先累及眼外肌，引起视力模糊、眼睑下垂、瞳孔散大和复视等症状并缓慢恢复的过程中得到启示，并与世界著名肉毒毒素专家、美国威斯康星大学食品微生物及毒素学系 Schantz 教授合作在猴试验基础上将肉毒毒素引入眼科疾病治疗，在 1980 年首次报告眼外肌注射 A 型肉毒毒素替代斜视手术的可能性。此后，他和其他临床专家对肉毒毒素的临床效果、副作用及免疫学反应进行了大量的试验研究，并在斜视、眼睑痉挛、面肌痉挛、痉挛性斜颈等疾病的治疗中取得了令人鼓舞的结果。从此，肉毒毒素的临床应用突飞猛进。

1989 年 12 月，美国食品及药物管理局批准 A 型肉毒毒素（BOTOX®）作为新药上市，这是世界上第一个用于临床治疗的微生物毒素。此后英国（Dysport®）、中国（衡力®、BTXA）的同类产品相继问世，成为当今国际三大知名品牌。BOTOX®由美国眼力健公司（Allergan，Inc）生产、经销，已被批准用于斜视、眼睑痉挛和颈部肌张力障碍和小儿脑瘫后遗症的治疗。2002 年 4 月 15 日又批准了美容除皱为其的适应证，最近又批准上肢痉挛为其最新适应证。1991 年，欧洲 A 型肉毒毒素（Dysport®）被英国卫生部批准在英国生产，由法国 Beaufour-Ipsen 药业公司经销，已批准的适应证为斜视、眼睑痉挛、颈部肌张力障碍和小儿脑瘫足畸形等。中国注射用 A 型肉毒毒素（衡力®、BTXA）由兰州生物制品研究所生产、经销，1997 年 2 月被中华人民共和国卫生部正式批准为新药，已核准的适应证为斜视、眼睑痉挛和面肌痉挛，美容除皱适应证正在审批中。B 型肉毒毒素制品在美国被称为 MYOBLOCTM（Elan 公司，Ierland 生产），同样的欧洲配方名为"NeuroBloc®"。MYOBLOCTM 于 2002 年 12 月由美国批准用于治疗颈部肌张力障碍。

　　每种肉毒毒素制品有它独特的配方和生物学特性，有不同的效价和剂量范围，并直接影响临床效果和副反应，它们的计量单位一般不能换算。

　　现将肉毒毒素的结构介绍如下。

（一）前体毒素的结构和特性

在自然状态下或人工培养基中，肉毒毒素通常以一种复合体形式存在，即神经毒素和血凝素（HA，分别由分子量为70 kDa 的 HA-70、33 kDa 的 HA-33、17 kDa 的 HA-17 组成）和/或非血凝活性蛋白（NTHA 130 kDa）的复合体，也叫前体毒素，其分子量为 900 kDa（图 17-1）。目前世界上流通的三种 A型肉毒毒素制品都是这种复合体。

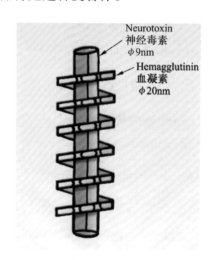

图 17-1　肉毒前体毒素电镜模式图

像许多生物活性蛋白一样，肉毒毒素的生物活性与它的空间结构形态有关。血凝素是一种很大的保护性蛋白，通过非共价键与毒素结合，在保持毒素三维结构及稳定性上起着重要作用。肉毒毒素很容易在 40 ℃以上发生热变性，特别是在碱性条件下；空气/液体界面形成的气泡能引起毒素的伸展和形状的改变，从而使毒素溶液失去毒性；在有氮气和二氧化碳的环境中也能发生毒素的变性；稀释至较低浓度能使毒素的稳定性降低，只有用含其他蛋白（如明胶、牛或人血清白蛋白）的缓冲液（pH6.8 或更低）稀释才能防止。

（二）肉毒神经毒素（衍生毒素）的分子结构和性质

用半乳糖作为配基的亲和层析或 SP-sephadex 或 CM-sephadex 的氯化钠梯度离子交换层析，能使神经毒素从肉毒前体毒素中分离出来（图 17-2）。各型肉毒神经毒素具有相近的分子量，即 150 kDa 左右，它们的特异毒性或纯度一般在107～108 LD50/mgpr 或以上。

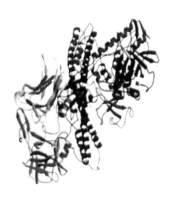

图 17-2　肉毒神经毒素的空间三维结构

神经毒素的双链结构和二硫键。现已公认，任何类型的肉毒毒素都是作为单一多肽链被产生的，但蛋白分解酶，不管是内源或外源性的，都能把毒素切割为双链而显示其毒性。被切毒素的两个多肽链间至少有一个二硫键联结，二硫键的作用在于维护毒素的完整及其毒性（图 17-3）。还原剂如巯基乙醇、DTT（dithothertol）、SDS 或尿毒素等能将二硫键还原，使被联结的双链彻底分离为分子量 100 kDa 和 50 kDa 两个链，分别叫 H 链（重链）和 L 链（轻链）。轻链的本质是锌肽链内切酶（Zinic endopeptidase）。彻底被分离的两个链是无毒的，若按等分子的比例（即 1 : 1 的克分子）或重量之比（即 L : H = 1 : 2），通过透析性再氧化，则能恢复其毒性的 40%，说明除了组分外，两个链的特异性排列或空间位置在毒性维持上有很大的作用。

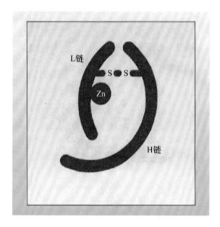

图 17-3　肉毒神经毒素的双链结构（一级结构）

肉毒毒素分子开始被合成为单链，进而被切割为二硫键联结的双链分子。L（轻）链（氨基酸 1～448）作为锌肽链内切酶，蛋白分解活性集中于氨基末端；H（重）链（氨基酸 449～1280）具有胆碱能特异性，能促进轻链运转，从而通过核内体膜。

二、肉毒毒素的毒理、药理及作用机制

（一）对神经肌肉接头的基本作用

肉毒毒素作用于周围运动神经末梢，神经肌肉接头即突触

处，抑制突触前膜对神经介质——乙酰胆碱的释放，引起肌肉松弛性麻痹，即化学去神经作用（chemodenervation）。

神经毒素发挥其麻痹作用一般经过 4 个过程：

1. 毒素快速、特异、不可逆地与突触前神经表面受体结合（binding）。

2. 毒素由受体介导被摄入囊泡，即内化（internalization）或胞吞（endocytosis）。

3. 毒素（轻链）从内吞体跨膜进入泡浆，即毒素移位（translocation）。

4. 毒素 L（轻）链激活蛋白分解过程，使乙酰胆碱释放受阻。

近年发现，肉毒毒素的轻链是锌肽链内切酶，其作用底物是一种与乙酰胆碱囊泡停靠和胞吐有关的融合蛋白，它是由突触体相关蛋白（SNAP-25）、囊泡相关膜蛋白（VAMP）和突触融合蛋白（Syntaxin）组成的一种复合物，也叫 SNARE［可溶性的 NSF（N-乙基-马来酰亚胺-敏感因子）-附着蛋白受体］复合物。各型肉毒毒素的轻链裂解此复合物中一种蛋白的特异残基，即 B 型、D 型、F 型和 G 型的在不同位置裂解囊泡相关膜蛋白/小突触泡蛋白，A 型和 E 型的则在各自的位置裂解突触相关蛋白，而 C 型的肉毒毒素轻链则裂解突触融合蛋白等，从而抑制神经介质的胞吐、转运、锚靠、融合，使乙酰胆碱释放受阻（图 17-4 和图 17-5，表 17-1）。

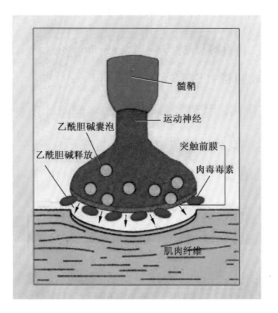

图 17-4　肉毒毒素在神经肌肉接头处的结合及作用

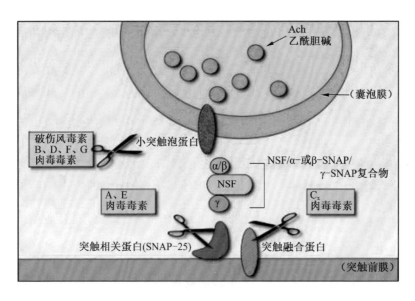

图 17-5　肉毒神经毒素的裂解位置及底物

表 17-1　推想的肉毒毒素的靶蛋白

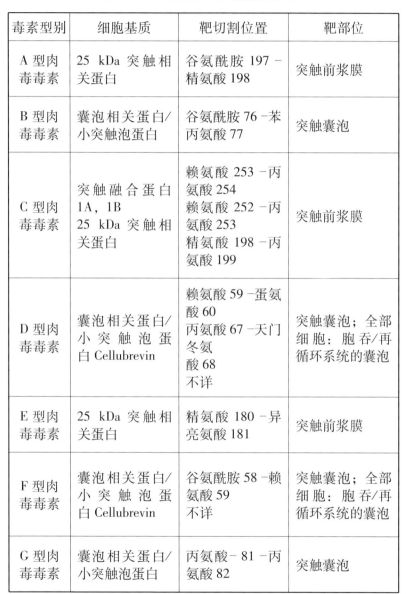

毒素型别	细胞基质	靶切割位置	靶部位
A 型肉毒毒素	25 kDa 突触相关蛋白	谷氨酰胺 197 - 精氨酸 198	突触前浆膜
B 型肉毒毒素	囊泡相关蛋白/小突触泡蛋白	谷氨酰胺 76 - 苯丙氨酸 77	突触囊泡
C 型肉毒毒素	突触融合蛋白 1A，1B 25 kDa 突触相关蛋白	赖氨酸 253 - 丙氨酸 254 赖氨酸 252 - 丙氨酸 253 精氨酸 198 - 丙氨酸 199	突触前浆膜
D 型肉毒毒素	囊泡相关蛋白/小突触泡蛋白 Cellubrevin	赖氨酸 59 - 蛋氨酸 60 丙氨酸 67 - 天门冬氨酸 68 不详	突触囊泡；全部细胞：胞吞/再循环系统的囊泡
E 型肉毒毒素	25 kDa 突触相关蛋白	精氨酸 180 - 异亮氨酸 181	突触前浆膜
F 型肉毒毒素	囊泡相关蛋白/小突触泡蛋白 Cellubrevin	谷氨酰胺 58 - 赖氨酸 59 不详	突触囊泡；全部细胞：胞吞/再循环系统的囊泡
G 型肉毒毒素	囊泡相关蛋白/小突触泡蛋白	丙氨酸 - 81 - 丙氨酸 82	突触囊泡

　　组织学检查显示，神经支配的恢复开始出现是通过从无髓鞘的末端轴索立即向终板靠近的不平行发芽。另外的发芽位置

是原本的带髓鞘的末端前轴索的郎飞（Ranvier）结和终板上超末端轴索的分枝（未列出）。在临床前模型中，de Paiva 指出，新芽而非原有的末端将在第 28 天由神经刺激引起肌肉收缩。所以在恢复早期，仅仅新芽才反应于刺激性神经–肌肉传导。然而，在随后的第二相和独特相，囊泡转向原来的末梢，新芽失去胞吐作用，并逐步清除新芽。

肉毒毒素抑制胞吐是暂时性的，神经介质的释放最终必将恢复。早期的神经肌肉接头组织学研究显示，神经介质的释放被抑制一段时间后，神经末梢开始发芽，表明神经支配修复的开始。最近 de Paiva 在对小鼠的研究中提出了功能恢复的二步模式，并证实在肌肉收缩的恢复早期，仅仅新芽能够体现囊泡的周转并对刺激性神经肌肉传导发生反应，只是到了第二步，囊泡的周转才返回原来的末梢，此时新芽失去胞吐作用，并逐步被清除。功能恢复到原来的神经肌肉接头，并清除新芽，在这一实验模型上要经历 91 天。

（二）A 型肉毒毒素对传入神经的作用

A 型肉毒毒素还能改变传入中枢的感觉反馈环。Zwirner 等指出，肌肉活动的减少并反馈到喉运动神经原回路也是 A 型肉毒毒素的一个重要作用。Filppi 等支持这一假设，他得到了 A 型肉毒毒素改变肌梭，影响 I a 传入信息的电生理证据，确认局部注射 A 型肉毒毒素能直接减少传入 I a 纤维传输，间接影响中枢神经系统，因而对感觉反馈发挥调节作用。Rosales 等也认为，肉毒毒素可能通过对肌梭内纤维的阻滞减少 I a 的传输，

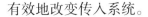

有效地改变传入系统。

利多卡因或酒精注射疗法治疗颈、颌、肢体肌张力障碍和痉挛状态已用过多年，并有一定疗效，其机理也是对肌梭传入神经的影响。Kaji 给利多卡因加酒精疗法起名为"肌肉传入阻滞"（muscle afferent block），唯它们的疗效只有几周，所以目前用得并不多。然而，阻滞Ｉa 传入的这种模式，可以用来阐明 A 型肉毒毒素在过度收缩肌肉上的传入作用的机制，并确已在实际应用中取得了更好的临床效果。

（三）A 型肉毒毒素对传递痛觉的伤害神经元的作用

A 型肉毒毒素临床应用和经验积累证明，它是解除颈肌张力障碍引起的颈肩疼痛、运动元损伤性痉挛状态的疼痛、贲门失弛缓症患者疼痛、肛裂患者肛痛等的有力工具，而且解痛效果明显，缓解时间较长。原以为这与肌肉痉挛被解除有关，然而，越来越多的研究发现，疼痛的减轻程度远远大于肌肉的松弛程度，提示 A 型肉毒毒素还可能有止痛作用。上述 A 型肉毒毒素针对传入神经的实验依据，也许是疼痛缓解的一个因素。

炎性疼痛的大鼠模型则被用来证实 A 型肉毒毒素能阻止足垫注射福尔马林而引起的典型的行为性疼痛反应。A 型肉毒毒素对大鼠的两相疼痛反应都呈现与量相关（30 U/kg 体重）的抑制，最高量对急性疼痛反应（Ⅰ相）明显地抑制，而对与Ⅱ相反应有关的炎性疼痛也有相当作用，但大剂量引起全身反应、体重下降；低剂量仍有局部抗伤害感受的作用，但体重已不下降，证明 A 型肉毒毒素确能缓解或减轻局部疼痛。

A 型肉毒毒素能影响传递痛觉的感受神经元。皮下注射 A 型肉毒毒素也能靶向皮肤的伤害感受神经，并减少痛觉的信息量，通过周围和中枢的抗伤害感受作用而发挥止痛效果。

（四）A 型肉毒毒素能抑制 P 物质等的释放

应特别指出的是，A 型肉毒毒素能抑制 P 物质和其他潜在神经调节剂的释放，P 物质是一种神经多肽，与痛觉、血管扩张和神经原性炎症有关。A 型肉毒毒素还能抑制周围三叉神经血管系统肽的释放，并对偏头痛发生器产生适当的反馈，使偏头痛过程的激活和启动受到抑制，从而对偏头痛起到良好的治疗作用。

（五）A 型肉毒毒素对副交感神经元的作用

乙酰胆碱也是自主神经系统副交感部分节后纤维的神经介质，这些纤维支配不同的腺体，于是 A 型肉毒毒素对乙酰胆碱的作用已成为治疗自主性疾病的实验依据。许多研究已证实，A 型肉毒毒素是治疗多汗症和多涎症的有效药物。

 三、肉毒毒素制品

目前国际市场上流通着三种 A 型肉毒毒素制品——美国 BOTOX®、英国 Dysport®和中国的衡力®（BTXA）和一种 B 型肉毒毒素制品（MYOBLOC™），它们虽然有相同或相近的质量指标（即符合美国食品及药物管理局的质量标准），但是其毒素提纯方法、质量情况、配方组成、稳定性、实际使用临床效

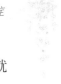

果，以至不良反应、抗体产生的情况仍有某些差异。下面仅就少量的实验室和临床试验对比资料做一简述。

（一）组成和配方的比较

三种A型肉毒毒素制品均为900 kDa左右的A型肉毒毒素（双链分子）和血凝素（HA）和/或非血凝素蛋白（NTNH）的复合体，是不同比例的活性毒素蛋白和无毒类毒素的混合物。

其中，A型肉毒毒素裂解神经元内靶部位中叫作突触相关蛋白（SNAP-25，分子量25 kDa）的浆膜联系蛋白，从而阻碍囊泡快速地和神经元浆膜融合，抑制囊泡对神经介质的胞吐。

制品中除毒素复合体这一主要成分外，BOTOX®有一定比例的人血白蛋白（0.5 mg/瓶）和氯化钠（0.9 mg/瓶）；Dysport®则含有一定比例的人血白蛋白（0.125 mg/瓶）和乳糖（2.5 mg/瓶）；衡力®（BTXA）则含有一定量的明胶（5 mg/瓶）、右旋糖酐和蔗糖（各25 mg/瓶）。BOTOX®最后以真空干燥，Dysport®和衡力®（BTXA）以冷冻干燥制成成品。

（二）提纯方法比较

三种制品的半成品都提纯自A型肉毒梭菌Hall株的培养物。主要不同在于BOTOX®用低温乙醇沉淀法，Dysport®和衡力®（BTXA）用DEAE-A50离子交换层析法提纯毒素，但都能达到美国FDA对精制毒素的质量标准。不可否认，不同方法提纯的精制毒素有不同的物理化学性质和临床特性。

（三）效价的比较

迄今为止，制品的效价仍沿用小白鼠体内试验法测定，所谓一个单位（U）的 A 型肉毒毒素是指能使腹腔注射的一群 18～20 g Swiss-Webster 小白鼠死亡 50% 的毒素量。此量被定为 1 个小白鼠 LD50（mu）或就叫 1 个单位（U）。尽管中国检定部门曾对 BOTOX® 和衡力®（BTXA）单位（U）做了实验室比较并得出了接近等值的结论，但许多因素，包括不同的配方、半成品和/或成品的生产技术和小白鼠 LD50 测试方法差异等，均可影响制品的物理化学性质和临床效果。因此，单位在临床上是不等值的，故不主张在各制品间做简单的换算。

BOTOX® 和 Dysport® 在小鼠趾展肌计分（DAS）上的比较也说明不能简单地在毒素量上进行换算。局部肌肉作用只代表能刺激出 50% 反应（IM-ED50 值）的剂量，而 BOTOX® 和 Dysport® 的 IM-ED50 比较却表明，它们的比是 1∶3.7，而肌注量（IM-ED50 值）的全身作用比率则是 1～2，两种制品的安全界限也是不同的，说明它们在注射小鼠肌肉内的滞留情况有差异。而且，种系间反应的不同，使得种间安全和有效的推断变得不可靠。

A 型肉毒毒素制品衡力®（BTXA），1997 年 2 月被中华人民共和国卫生部正式批准上市，并已在中国及东南亚、拉丁美洲的一些国家及俄罗斯正式推广使用。已有的国内外实验室和临床对比资料表明，衡力®（BTXA）的质量完全符合美国 FDA 质量标准，临床使用安全、有效。

162

（四）不同型别制品的比较

2002 年，美国批准 B 型肉毒毒素制品 MYOBLOCTM 作为颈部肌张力障碍治疗药物上市。B 型肉毒毒素裂解 SNARE 复合物中的突触囊泡相关蛋白（VAMP）或小突触泡蛋白，阻抑突触囊泡锚靠、融合和释放。

B 型肉毒毒素是由 B 型肉毒梭菌 Bean 株产生的，非共价地与血凝素和非血凝蛋白结合成神经毒素复合体，该毒素开始被合成为分子量为 150 kDa 的单一多肽链，后被蛋白酶切割为 H（重）链和 L（轻）链。市售 MYOBLOCTM 制品由 ELan 公司 Ireland 生产，是一种清澈无色或略带黄色的分子量为 700 kDa 的注射液，分 2500 单位（U）、5000 单位（U）、10000 单位（U）/（瓶·毫升）三种包装，内含 0.05% 人血白蛋白、琥珀酸钠、氯化钠、辛酸钠、乙酰色氨酸钠、盐酸和水，pH 5.6。用 Elan 专用方法检测小鼠 LD 50，所用的稀释剂、稀释方法和试验方法均有特殊要求，所测的生物活性单位不能和其他任何肉毒毒素制品比较和换算，该制品的特异活性为 70 ~ 130 单位（U）/ng。对颈肌张力障碍的治疗量为 2500 ~ 15000 单位（U）。

尽管 F 型肉毒毒素也已被用于人的临床研究，特别是对那些产生了 A 型抗体并对 A 型肉毒毒素无应答的患者，但它的作用时间较短。E 型肉毒毒素作用和有效时间更短。C 型肉毒毒素与 A 型肉毒毒素有类似的性质，作用时间也相近，唯报道不多。

四、肉毒毒素的毒理、药理及作用机制

（一）药理意义上的正确使用

1. 制品的储存、溶解、稀释

BOTOX®每瓶含 100 单位（U）A 型肉毒毒素，采用干冰运输，贮存条件原定为-5 ℃以下，近年又添加了 2~8 ℃这一条件。使用时以 0.9%无防腐剂的灭菌生理盐水溶解，并按不同适应证做不同稀释，因生理盐水无缓冲能力，最好将溶液 pH 校正为 7.0。稀释液注入瓶中时应轻轻摇晃，以免毒素失活而影响效果。对多数适应证推荐的注射浓度范围为每点 2.5~10 单位（U）/0.1 mL。Dysport®每瓶含 500 单位（U）A 型肉毒毒素，采用常温运输，贮存条件为 2~8 ℃，溶解后调 pH 至 7.0。衡力®（BTXA）每瓶含 A 型肉毒毒素 100 单位或 50 单位（U），保存条件为-5~-20 ℃（有效期 3 年）或 2~8 ℃（有效期 2 年），在这样的条件下即使室温保存，10 天内仍然稳定，在冷包装下，运输途中数天内也不影响效价。使用时以 0.9%生理盐水轻摇溶解和稀释。

MYOBLOCTM/NeuroBLoc®（B 型肉毒毒素）系液体剂型，每瓶含 2500，5000 或 10000 单位（U），2~8 ℃条件下保存，30 个月内活性无明显下降。室温（25 ℃）下 9 个月内效价无变化。

A 型肉毒毒素制品用盐水溶解后，要求在 4 小时内用完，剩余毒素应丢弃。尽管这种稀释毒素放置后仍有作用，但可引

起强烈、短暂的注射部位的疼痛；稀释毒素不等的失活，也影响临床效果的定量评估。另外，从理论上讲，A 型肉毒毒素冻溶后除了降低效价外，还能引起结构的改变，从而更具免疫原性，其后患是可想而知的。

2. 注射剂量的掌控

肉毒毒素的效果与注射剂量和容量有关。最近有研究指出，A 型肉毒毒素治疗量的范围很广，$0.2 \sim 10$ U/0.1 mL 的稀释毒素在效果和作用程度上并无明显差别。还有报告称，大容量注射平均影响范围为 6.05 cm^2，小容量注射平均影响范围为 4.12 cm^2。

肉毒毒素的用量取决于不同病种和不同的肌肉。一般讲，小肌肉用小量（高浓度、低容量）、单点，大肌肉用大量（低浓度、大容量）、多点；体重大的用大量，妇女和瘦小的用小量。每个注射点 BOTOX® 或衡力®（BTXA）不应超过 50 单位（U），Dysport® 不应超过 250 单位（U）；每块肌肉 BOTOX® 或衡力®（BTXA）不应超过 100 单位（U），Dysport® 不应超过 500 单位（U）；每次 BOTOX® 或衡力® 最大用量不应超过 400 单位（U），Dysport® 不应超过 1200 单位（U）。

3. 不良反应及其预防

20 世纪 70 年代后期，A 型肉毒毒素就作为一种治疗剂被推出，此后在严格的医学监控下使用，其被证明是安全的。

然而，2008 年 2 月 8 日美国食品及药物管理局根据肉毒毒素制品（BOTOX® 等）使用后日益增多的严重不良反应甚至死亡的报告，做出了慎用肉毒毒素产品的最新警告。据查，严重反应及死亡多发生于小儿脑瘫的肢体注射者（使用剂量为6.25～32 U/kg），而对12岁以下儿童的安全、有效剂量其实尚未确定。早期、初步的分析认为，致死原因并非肉毒制品（BOTOX®，MYOBLOCTM）本身的质量问题，而是使用过量，引起了全身肉毒中毒，使患者出现吞咽困难、发音困难、呼吸困难、瘫软无力，以致死亡。我国注射用 A 型肉毒毒素（衡力®）虽无致死报告，但局部不良反应还是常见的。局部不良反应的出现是由于注射的肉毒毒素弥散到靶肌的邻近组织，并引起周围肌肉和腺体组织的损害，但是它是短暂的，因为它毕竟只由少量的肉毒毒素引起。常见的局部不良反应有：眼睑下垂、睑裂闭合不全、面肌肌力减弱、口角歪斜，甚至轻度的吞咽困难和颈肌无力（特别是痉挛性斜颈病人颈部注射后）；美容除皱中还可有额部紧绷感、表情呆板、眼睑下垂、眉下垂等，极个别病人可出现一过性皮疹等。正因为局部不良反应通常是毒素弥散至周围非靶肌引起，所以熟悉注射部位的局部解剖，准确掌握注射位点、深浅、剂量、手法，并坚持个例化原则避免或减轻不良反应是必须遵循的，有条件的医院最好在肌电图引导下注射。

为了有效减少不良反应，Borodie 竭力推荐多点注射。Blackie 也证实，颈肌张力障碍病人吞咽困难的发生率通过多点注射可下降50%。但是这一方法会使注进的毒素更接近邻近肌肉，从而增加不良反应发生率。尽管这样，除了喉部和其他细小肌肉外，一般都采用肌肉多点注射法，而不是大剂量的单点注射。

一般情况下，严禁将肉毒毒素用于运动神经元疾病、重症肌无力和 Lambert-Eaton 综合征患者，以免加重病情。在肉毒毒素治疗过程中，禁用或停用氨基糖苷类抗生素（如庆大霉素等）。对孕妇用药问题，仅有个别注射 A 型肉毒毒素后流产、早产的报告，对毒素致畸的情况除有动物实验资料外，其他不详。故不主张对孕妇和哺乳期妇女使用肉毒毒素。极个别的患者在治疗过程中可出现局部过敏反应，为一过性皮疹，但尚无过敏性休克的确切报告。

（二）抗体产生及其避免

A 型肉毒毒素的本质为蛋白质，具有免疫原性。肉毒毒素制品在冻干过程中或多或少有毒性损失（即肉毒毒素变为类毒素），早期甚至出现毒力 1 个 log 级下降，所以这种制品其实是毒素和类毒素的混合物，除显示毒性外，具有更强的抗原性或免疫原性，反复使用，特别是大剂量、短间隔的注射势必引起抗体产生。多数人认为治疗颜面部痉挛所用的常规剂量是在诱导抗体产生的阈值之下，一般不会产生抗体。A 型肉毒毒素抗体较多出现在累积剂量大且反应不佳的患者，如颈部肌张力障碍或肢体痉挛的患者，多次注射产生抗体的比率为 3% ~ 10%（BOTOX®，Dysport®），并随注射剂量与频率的增加而增大。

应用之初并未意识到如此小量的毒素（纳克级）能引起抗体的产生，基本上是应需要给病人注射，几乎每月 1 次，甚至有的还进行加强注射。但是后来有些病人出现临床上的耐药，分析可能是由于免疫反应，于是考虑改变治疗模式，强调至少3个月的注射间隔，废止加强注射，并启用最低有效量治疗（图 17-6）。

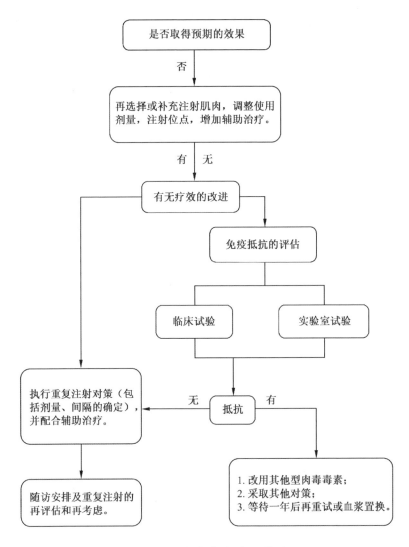

图 17-6　肉毒毒素应用策略

假如一个病人对 A 型肉毒毒素不应答，首先应考虑使用剂量、注射位点和辅助治疗是否恰当，并采取相应措施。当在调节剂量和技术性给药后仍然缺乏疗效时，应考虑抗体产生的可能性。有关痉挛状态人群精确的免疫抵抗的资料尚不完善。可用前额、眉间或趾短伸肌注射对免疫抵抗进行测试。

可用免疫学试验如小白鼠致死试验、小鼠中和试验（MNA）、小鼠保护试验（MPA）或酶联免疫吸附试验（ELISA）检测抗体产生或免疫抵抗。ELISA 试验因不能排除非毒性成分抗体的干扰，检测结果往往高于临床抵抗的实际。只有小鼠中和试验才被认为是一个非常标准的、临床相关性好的试验。除此之外，临床上常用前额 A 型肉毒抗体试验（FIAT）对可疑有免疫抵抗或抗体产生的患者进行测试。具体方法是：用 15~20 单位（U）BOTOX®一侧皱眉肌注射 2 点，假如该肌肉在 2 周内不能活动，即患者不能皱该侧眉，则认为他们无免疫抵抗或抗体产生；假如该肌活动自如，则认为他们已有免疫抵抗或抗体产生。对无免疫抵抗的患者，可在对侧皱眉肌进行完全相同的注射，以保持表情的对称。

为了减少免疫抵抗或抗体产生，Greene 和 Jankovic 建议：用最小的有效剂量；合理地延长治疗间隔期，至少 3 个月；避免加强注射。只有在特殊情况下，如用量非常小，小于 10 单位（U），才偶尔可在短期内重复注射。

对某型肉毒毒素产生免疫抵抗的患者，可改用其他型肉毒毒素治疗。曾对 A 型肉毒毒素有免疫抵抗的患者试用 F 型肉毒毒素治疗，但疗效只维持了 1 个月。B 型肉毒毒素的临床试验表明，它对 A 型肉毒毒素有免疫抵抗患者的疗效是肯定的。但已有较多的 MYOBLOCTM/NeuroBloc® 抗体产生的报告，小鼠中和试验（MNA）证实，用过 12 个月的患者的抗体阳性率为 9.6%，18 个月的为 18.2%，20 个月的为 22.6%。有报告称，C 型肉毒毒素和 A 型肉毒毒素的作用有效期相似，但还不知道 C 型肉毒毒素是否对 A 型和 B 型肉毒毒素有免疫抵抗的人有效。

 五、研究现状和未来方向

近年来，肉毒毒素的基础研究和临床应用突飞猛进，它不仅为疾病治疗和医学研究提供了新的手段，也提高了对肌张力障碍、骨骼肌、平滑肌痉挛或疼痛症候和分泌过度的腺体疾病的科学认知和公众意识。肉毒毒素治疗还带动了多学科对神经生理学的重新审视，并扩展了人们对疾病病理生理的基本看法。

作为中国治疗用肉毒毒素的研制者和生产者，本书作者拟对肉毒毒素的研究现状和未来方向提出如下见解，供同道思考。

（一）加强基础研究

首先要对肉毒毒素的结构、功能和注射局部及远隔部位的组织学进行深入的研究，以弄清它的功能区和作用机制，并找出增长肉毒毒素的作用时间及延缓神经末梢发芽和神经肌肉传导重建的办法。其次要在产毒菌株上下功夫，建立杂交株或基因工程株，也可以进行毒素亚单位杂交，以提高肉毒毒素对特异的神经末梢的亲和性，并成为核糖体毒物进入并致死神经体细胞，来增强和延长肉毒毒素的治疗效果。

尽管针对尼克乙酰胆碱受体的免疫毒素已不属于肉毒毒素的范畴，但通过它对肌肉纤维选择性的破坏作用来缓解肌肉痉挛的疗效要比肉毒毒素更好、更长，也值得一试。

（二）扩大临床应用范围

目前，国内外报道的肉毒毒素治疗的病症遍布眼科、神经科、康复科、消化科、泌尿科、皮肤科及美容科或整形外科等领域达 50 余种，凡述及肌肉（骨骼肌、平滑肌）活动过度或痉挛、抽搐的均可试用。

自主神经疾患中的手足多汗症、腋臭、弗莱氏综合征，还有变应性鼻炎或血管动力性鼻炎也可用肉毒毒素治疗，且有明显疗效，说明肉毒毒素对自主神经也有作用，应进一步弄清机制，扩大这方面的适应证。

近年又在美容除皱中发现了肉毒毒素对偏头痛的明显疗效，并扩展到对部分腰背痛和肌筋膜痛的治疗，显示了肉毒毒素在治疗常见病、多发病方面的潜力，问题是要更好地了解肉毒毒素治疗疼痛的机制，以保证和提高肉毒毒素治疗疼痛的疗效。

还应扩大和深化 A 型肉毒毒素在泌尿外科领域的应用研究，不仅对逼尿肌-括约肌协同失调（DSD），神经原性、间质性膀胱炎等疾病，而且还可以对良性前列腺增生和前列腺炎这一老年常见病进行探索治疗，以解除残疾患者和老年患者的痛苦。

肉毒毒素的应用前景宽广，值得在临床上进行更广泛、更深入的探索，使更多的疑难病症能用肉毒毒素这一神奇药物治疗。但是在开发利用的同时，也要防止对肉毒毒素不适当的夸大和滥用，应充分了解肉毒毒素作为新药和新疗法也有其严重的不足，或者说并非十全十美，要慎用、会用，否则会引起公众健康方面新的问题。

（三）提高制品质量

尽管目前我国肉毒毒素制品的质量已达到或超过了美国食品及药物管理局的标准，但是该毒素纯度还有提高的可能，要千方百计地提高制品质量，以减少因制品的问题而引起的不良反应和毒副作用；要竭尽全力地提高制品中毒素的活性，以大幅度减少注射治疗的抗原量，从而降低抗体产生的概率，保证一型毒素、一种制品的稳定使用；要研制其他型肉毒毒素和缓释或控释毒素，使肉毒毒素更加有效和长效。

（四）加强毒素及制品管理

尽管要用肉毒毒素作为生物武器，必须具备规模的生产设备和必备的投放及维持条件（气溶胶形式），而且真正要实施也不是轻而易举的，更不是靠治疗制品的积累就能实现的；但仍应始终保持对肉毒毒素属于生物武器的警惕，严肃对待，做好毒素及其制品的管理工作。从研究、生产、销售到使用，层层把关，建立必要的菌种和毒素的保管、分发、登记、核对、销毁制度，避免毒素的流失和滥用，使肉毒毒素真正地为人类健康、为美化人们生活服务。

六、A 型肉毒毒素治疗抑郁障碍

（一）应用 A 型肉毒毒素治疗抑郁症的临床研究

近年来，一些研究陆续报道了 A 型肉毒毒素在治疗抑郁症中的应用。2006 年，Finzi 等人首次报道了应用 A 型肉毒毒素治疗抑郁障碍的有效性，观察 10 例抑郁障碍患者用 A 型肉毒毒素注射到眉间皱纹后的疗效，治疗 2 个月后，10 例患者中有 9 例患者沮丧情绪消失，1 例患者情绪改善。2012 年，Wollmer 纳入了 30 例抑郁障碍患者，设立生理盐水作为安慰剂对照，结果显示 A 型肉毒毒素注射组患者的抑郁症状明显改善。2013 年，Hexsel 开展了一项样本量为 50 例的研究，其中有 25 例抑郁障碍患者和 25 例正常人于皱眉肌注射 A 型肉毒毒素后显示治疗有效。2014 年，Magid 和 Finzi 带领团队分别开展了两项随机双盲安慰剂对照研究，设立生理盐水为安慰剂对照，结果显示 A 型肉毒毒素注射于皱眉肌、降眉肌治疗重度抑郁障碍有效，患者的抑郁症状显著改善。2018 年，Chugh 纳入了 42 例重度抑郁障碍患者，于皱眉肌注射 A 型肉毒毒素，再次提供了支持 A 型肉毒毒素治疗抑郁障碍有效的证据。苏州大学附属第二医院罗蔚锋教授课题组应用 A 型肉毒毒素治疗抑郁症患者

200 余例，取得了显著的治疗效果。

（二）应用 A 型肉毒毒素治疗抑郁症的机制

A 型肉毒毒素治疗抑郁症的作用机制目前尚在研究中，较为认可的是"面部反馈理论"和"情感本体感受"。罗蔚锋教授课题组的抑郁小鼠实验结果提示，A 型肉毒毒素可以提高脑组织的 5－羟色胺、脑源性神经营养因子水平，发挥抗抑郁作用。

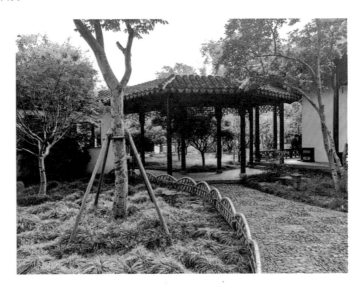